Wege zu Gesundheit
& Wohlbefinden

Julia Voglgsang

Gesund leben
nach Sebastian Kneipp

W0330576

MOEWIG

Hinweis: Die Ratschläge und Empfehlungen dieses Buches wurden von Autor und Verlag nach bestem Wissen und Gewissen erarbeitet und sorgfältig geprüft. Dennoch kann eine Garantie nicht übernommen werden. Eine Haftung des Autors, des Verlags und seiner Beauftragten für Personen-, Sach- oder Vermögensschäden ist ausgeschlossen. In allen medizinischen Fragen ist der Rat des Arztes maßgebend

© by VPM Verlagsunion Pabel Moewig KG, Rastatt
Alle Rechte vorbehalten.
Umschlagfoto: Premium
Printed in Germany 1999
ISBN 3-8118-6978-7 (100er-Display)

Inhalt

Vorwort

Heute suchen immer mehr Menschen nach sanften, natürlichen Wegen, gesund zu werden und zu bleiben. Sie fragen nach Alternativen zur gängigen Schulmedizin. Unter allen Methoden der Naturheilkunde hat sich die Kneippsche Wasserbehandlung besonders bewährt, denn mit ihr konnte zahllosen, teils schwerkranken Menschen geholfen werden. Deshalb erleben die Methoden Sebastian Kneipps zu Recht eine Renaissance. Eine Kneipp-Kur läßt sich nicht nur in einem der vielen Kneipp-Kurorte durchführen; auch zu Hause kann jeder selbst erfolgreich »kneippen«: In diesem Buch werden die Kneippschen Anwendungen genau beschrieben und mit vielen Abbildungen verdeutlicht. Weil die ebenso klare wie lebendige Sprache Kneipps uns genauso fasziniert wie seine Zeitgenossen, wurde bei der Abfassung dieses Buches darauf geachtet, möglichst oft Kneipp selbst zu Wort kommen zu lassen. Wo immer es sinnvoll war, wurde natürlich der aktuelle medizinische Kenntnisstand berücksichtigt. Die wörtlichen Zitate aus Kneipps Werken sind fett gedruckt. Zur besseren Übersicht wurde meist darauf verzichtet, jedesmal die genaue Fundstelle anzugeben.

Eine der wichtigsten Lehren des »Wasserdoktors« lautet, daß jeder für seine Gesundheit selbst verantwortlich ist:

Gesund bleiben und lange leben will jedermann, aber die wenigsten tun etwas dafür. Wenn die Menschen nur halb soviel Sorgfalt darauf verwenden würden, gesund zu bleiben und verständig zu leben, wie sie heute darauf verwenden, um krank zu werden – die Hälfte ihrer Krankheiten bliebe ihnen erspart.

Mich hat nicht der Beruf oder die Vorliebe für das Medizinieren dazu gebracht, die heilsamen Wirkungen des Wassers zu erproben, sondern die bittere Not. Not lehrt beten und seinen Verstand gebrauchen! Nach dem Urteile zweier vorzüglicher Ärzte war ich im Jahre 1847 am Rande des Grabes; beide hielten mich für verloren; durch die Hilfe des Wassers allein lebe ich heute noch und bin munter und guter Dinge. Allerdings hat Letzteres nicht das Wasser allein zuwege gebracht; ich habe meinen vorzüglichen Gesundheitszustand gewiß auch meiner einfachen, von der Gewohnheit gar vieler Menschen allerdings etwas abweichenden Lebensweise zu verdanken. (Aus dem Vorwort von »So sollt ihr leben!«)

Auch wenn man den Namen Sebastian Kneipp meist mit den Wasseranwendungen in Verbindung bringt, besteht die Lehre Kneipps nicht nur aus der Wasserheilkunde, wissenschaftlich »Hydrotherapie« genannt.

Die fünf Therapien der Kneipp-Behandlung:

1. Hydrotherapie (Wasserheilkunde): Sie ist das Kernstück der Kneippschen Lehre und beruht auf der Anwendung und der Wirkung des Wassers zur Heilung von Krankheiten.

2. Phytotherapie (Pflanzenheilkunde): Sie stellt auf der Grundlage verschiedener Heilpflanzen eine sanfte Alternative bzw. eine natürliche Ergänzung zur allgemeinen Behandlung mit Arzneien dar.
3. Bewegungstherapie: Sie praktiziert alle Möglichkeiten der aktiven und passiven Bewegung sowie der Abhärtung.
4. Ernährungstherapie: Sie weist den Weg zu einer gesunden und ausgewogenen Ernährung, durch die der Körper optimal versorgt und Krankheiten vorgebeugt wird.
5. Ordnungstherapie: Sie basiert auf einer übergeordneten Lehre, mit der Psychosomatik vergleichbar, die sich mit dem natürlichen Lebensrhythmus im Einklang mit der Seele befaßt.

Kneipp vertrat die Lehre von einer umfassenden, einer ganzheitlichen Behandlung. Es soll deshalb nicht nur auf körperliche Beschwerden eingegangen, sondern auch der geistige und seelische Zustand jeweils mit einbezogen werden.

Die Pflanzenheilkunde

Je länger ich mich mit den Kranken abgebe, um so klarer wird mir, daß Gott, der Schöpfer aller Dinge, uns die halbe Apotheke im Wasser und die andere Hälfte in den Kräutern bestimmt hat.

Kneipp schreibt in »Mein Testament«:

Wenn man eine gut eingerichtete Apotheke beschaut und betrachtet, so muß man notwendig denken: Es gibt doch recht viele Mittel, welche geeignet und bestimmt sind, den Kranken Hilfe oder doch Linderung zu bringen. Wenn dagegen ich behaupte: Wasser und Kräuter sind auch eine Apotheke, um die menschlichen Gebrechen und Krankheiten zu heilen, so könnte manchem der Gedanke kommen: Kräuter und Wasser sind doch zu unbedeutend gegen die große Anzahl der Krankheiten und Leiden. Doch sachte! Wie man aus einem großen Ballen Tuch mehrere Kleider machen kann, so kann man auch mit dem Wasser eine recht große Anzahl verschiedener Anwendungen machen, vielleicht nicht weniger, als man in der Apotheke Gefäße mit Medikamenten füllt.

Die Pflanzenheilkunde ist neben der Wasserheilkunde Hauptbestandteil der Kneippschen Lehre. Sebastian Kneipp befaßte sich sehr intensiv mit den verschiedensten Heilpflanzen, angefangen von bekannten und weit verbreiteten Arten wie z.B. der Kamille, bis hin zu ausgefallenen Exemplaren, deren Namen man vielleicht noch nie gehört hat oder die schon fast in Vergessenheit geraten sind.

Während Kneipp vor über 100 Jahren ein großes Augenmerk darauf hatte, daß die Heilkräuter noch selbst gesammelt und zubereitet wurden, bekommt man die Kräuter heutzutage in der Apotheke in Form von hochwertigen, gebrauchsfertigen und meist auch haltbaren Extrakten, Tees, Ölen, Tinkturen und Pillen.

Jedoch sollen hier die genauen Hinweise, die Kneipp als Hilfe zum Sammeln der Heilpflanzen gibt, nicht weggelassen werden. Sie sind heute noch so aktuell wie damals. Vielleicht möchte ja so mancher den wenn auch mühsamen Weg des eigenhändigen Sammelns selbst ausprobieren. Denn es gilt nach wie vor: Je frischer die Heilpflanzen sind, desto besser ist ihre Wirkung.

Der zweite Teil des Buches »Meine Wasserkur« mit der Überschrift Apotheke enthält Kneipps Ausführungen über die Heilmittel. In der Einleitung schreibt er:

Zu den Dingen, welche ich verabscheue und hasse, zählt das Geheimmittel-Wesen, die Krämerei mit Heilmitteln, welche als Geheimnis des Erfinders gelten. Diesen Vorwurf soll mir niemand machen können. Darum öffne ich in diesem zweiten Teil die Läden meiner Apotheke und lasse einen jeden hineinschauen und hineinschmecken bis ins letzte Teeschächtelchen und ins kleinste Ölfläschchen.

In jeder Apotheke steckt ein teures Geld; in der meinigen ist nicht viel Rares. Ich gestehe das sehr gerne zu und betrachte diesen leicht möglichen Vorwurf als einen großen Vorzug meiner Apotheke.

Fast sämtliche meiner Tees, Extrakte, Öle und Pulver rühren von früher geachteten, jetzt vielleicht verachteten, spottbilligen Heilkräutern her, welche der liebe Herrgott im eigenen Garten, auf freiem Felde, manche ums Haus herum, an abgelegenen und unbesuchten Stellen wachsen läßt, Heilkräuter, die meistens keinen Pfennig kosten. Was auf trockenem Grund wächst, gar an sonnigen Berghängen, verdient den Vorzug, und welche Pflanzen du in der schönsten Blütezeit sammelst, diese werden dir die herrlichste und gesegnetste Frucht bringen. Die Garten- und Feldkräuter sollen jedes Jahr neu gesammelt, die alten weggeworfen werden.

Lange Jahre habe ich sondiert und geprüft, getrocknet und zerschnitten, gesotten und gekostet; kein Kräutchen, kein Pulver, das ich nicht selbst versucht und als bewährt befunden habe!

Pflanzen mit zweifelhafter oder ungünstiger Wirkung oder gefährliche Giftpflanzen habe ich grundsätzlich übergangen.

Wer sämtliche Artikel dieser Apotheke überblickt, sieht sofort, daß sie, wie die gesamten Wasseranwendungen selbst dreifachen Zweck haben: ungesunde, kranke Stoffe im Inneren aufzulösen, auszuleiten und sodann den Organismus zu kräftigen. Insofern glaube ich mit vollem Recht behaupten zu können, daß beide Verfahren, das innere und das äußere, zusammenstimmen und einheitlich zusammenwirken.

Zubereitung der Heilmittel

Kneipp bereitete die Heilmittel in der Regel als Tinktur oder Extrakt, Tee, Pulver oder Öl auf.

Tinkturen oder Extrakte

Die inneren Heilkräfte können aus einer Pflanze in verschiedener Weise ausgezogen werden. Den besten, stärksten Auszug erhalten wir im eigentlichen Extrakt.

Der Extrakt wird folgendermaßen bereitet:

Man sucht unter den Kräutern und Beeren usw., aus denen man den Extrakt gewinnen will, die besten aus. Diese trocknet man auf einem Brett an der frischen Luft, stets jedoch im Schatten, niemals an der Sonne. Beim Trocknen wird sich noch manches zeigen, was als untauglich verworfen werden muß.

Nachdem die Kräuter, Beeren usw. gut getrocknet sind, zerkleinere, zerschneide man sie wenn notwendig und bringe sie in eine verschließbare Flasche (Weinflasche). Diese wird nun mit echtem Kornbranntwein – den ich allem andern vorziehe – oder alternativ dazu mit Fruchtbranntwein aufgefüllt und luftdicht verschlossen für einige Zeit an einen mäßig warmen Ort gestellt. (Sämtliche Kräuter, Beeren usw.,

die zu Extrakten dienen, können auch in Wein angesetzt werden, wie dieses an Ort und Stelle stets bemerkt ist. Dieser Wein dient indessen nur zum sofortigen, zumindest sehr schnellen Gebrauch, nicht zum Aufbewahren.) Ich habe derart gefüllte Flaschen schon ein Jahr lang und noch länger ruhig stehenlassen und dann erst den Alkohol als Extrakt abgegossen. Im Bedarfsfall kann man denselben schon wenige Tage nach dem Ansetzen in Gebrauch nehmen.

Die Tinkturen nimmt man tropfenweise; in gewissen Fällen (dies ist jedesmal ausdrücklich angegeben) wird auf den Kaffeelöffel (kleineres Maß) und auf den Eßlöffel (größeres Maß) hingewiesen.

Tee

Zu einer Tasse Tee nimmt man von getrockneten Kräutern (über das Trocknen lese man bei den Tinkturen und Extrakten nach) gewöhnlich so viel, wie man mit drei Fingern fassen kann, oder in Gramm ausgewogen neun Gramm.

Wurzeln, Rinden, Beeren und harte Kräuterstengel werden längere Zeit gekocht, während man Blätter und Blüten nur mit siedend heißem Wasser übergießt, bis zur Erkaltung stehenläßt und dann zum Gebrauch durchseiht.

Beeren und Kerne werden vorher zerdrückt. Hat man Rinde, Blüten und Blätter miteinander zu einem Tee zu verwenden, so kocht man zuerst die Rinde und gibt dann Blätter und Blüten dazu; der Tee wird dann feiner, und das Aroma der Blüten bleibt.

In dieser Weise bereiteter Tee hat den feinsten Geschmack mit dem besten, jeder Pflanze eigentümlichen Aroma, aber es ist nicht der kräftigste Tee.

Pulver

Das Pulver wird gewonnen, indem die trockenen Wurzeln, Blätter, Körner oder Beeren der Heilpflanzen zerrieben oder im Mörser zerstoßen werden. Es gibt nämlich Kranke, die Tee nicht trinken können; hier kann man sich dann mit Pulvern helfen, indem man diese in Oblaten gibt oder den Speisen beimengt. Die Bereitung des Pulvers ist etwas umständlich und kann von vielen wegen Mangel an Zeit gar nicht vorgenommen werden.
Die Gefäße, die zur Aufbewahrung dienen, seien des Staubes wegen recht sorgfältig verschlossen.

Öle

Die Öle, die ich meistens empfehle, sind ebenso leicht in der Apotheke erhältlich. Viele würden ja doch die Zubereitung derselben nicht verstehen, zumal sie auch nicht so leicht herzustellen sind.

Heilmittel von Ackerschachtelhalm bis Zwergholunder

Ackerschachtelhalm *(Equisetum arvense)*
Das Zinnkraut, auch Ackerschachtelhalm genannt, ist in ganz Europa verbreitet und wächst auf Wiesen und Feldern, an Wegen, bevorzugt auf feuchten Böden, z.B. in der Nähe von Bächen und Flüssen. Die Stengel, die 20–40 cm hoch werden, haben knotenartige Verdickungen, aus denen kleine Zweige wachsen. Daher stammt auch der Name Schachtelhalm, da diese Glieder wie übereinandergestapelt aussehen. Die Pflanze besitzt keine Blüten. Zu Heilzwecken werden die Stengel verwendet, die man zwischen Mai und Juli sammelt.

Hauptwirkstoff ist der hohe Anteil an Kieselsäure, der in den Stengeln enthalten ist. Das Zinnkraut zählt mit zu den mineralstoffreichsten Pflanzen und findet daher bei verschiedensten Erkrankungen Verwendung.

Die vielseitige und vorzügliche Wirkung dieses Heilkrautes kann nicht genug hervorgehoben werden. Es reinigt nicht bloß die Geschirre, weshalb es bei allen Hausfrauen als treffliches Putzmittel gilt, es reinigt und heilt auch innere und äußere Gebrechen des menschlichen Körpers.

Bei alten Schäden, faulenden Wunden, bei allen Geschwüren, sogar bei Beinfraß dient Zinnkraut in außerordentlicher Weise. Es wäscht aus, löst auf, brennt gleichsam das Schadhafte weg. Das Kraut wird entweder als Absud bei Waschungen, Wickeln, Auflagen verwendet, oder es wird selbst in nasse Tücher eingehüllt und auf die leidenden Stellen gelegt.

Häufigste Anwendungsbereiche des Zinnkrauts sind die von Kneipp verordneten Bäder, sei es als Teil- oder Sitzbad. Die Heilpflanze steigert die Durchblutung und wirkt wundheilend. Für diese Bäder benützt man fertige Badeextrakte aus der Apotheke.

Eine weitere äußerliche Verwendung des Zinnkrauts stellt der Tee in Form von Gurgel- und Spülwasser bei Entzündungen des Zahnfleischs sowie der Mund- und Halsschleimhäute dar.

Für den Tee bzw. den Absud überbrüht man drei Teelöffel des Krauts mit einer Tasse heißem Wasser und läßt den Aufguß etwa 20 Minuten kochen.

Mannigfaltiger noch sind die Dienstleistungen des Zinnkrautes nach innen.

Sein Tee, der nie schaden kann, reinigt den Magen. Man nehme von Zeit zu Zeit (nicht täglich) eine Tasse. Er lindert die Schmerzen bei Grieß- und Steinleiden und bringt vor allem den Leidenden Hilfe, die Beschwerden haben im Wasserlassen. Da ist er einzigartig, unersetzbar und unschätzbar.

Bei Blutungen, Blutbrechen zählt er mit zu den ersten und besten Teearten. Wer Blut bricht, nehme ihn schleunigst. Ich kenne Fälle, in denen nach vier Minuten schon völliger Stillstand eintrat.

Bei starkem Nasenbluten ziehe man durch die Nase wiederholt solchen Tee auf. Er wirkt zusammenziehend und hilft schnell.

Solchen, die von Blutflüssen heimgesucht werden, empfehle ich, täglich ein bis zwei Tassen dieses Tees zu trinken.

In jeder Hausapotheke sei Zinnkraut in genügender Menge vorhanden, daß man es im Notfall sofort zur Hand habe.

Eine Alternative zum Tee ist der in der Apotheke erhältliche Zinnkraut-Pflanzensaft, der eßlöffelweise eingenommen wird.

Aloe

Aloe ist der eingedickte Saft verschiedener Aloe-Arten. Aus diesem Saft – einer braunen, glänzenden Masse – stellt man hauptsächlich das Aloe-Pulver, die Tinktur, aber auch Kneipp-Aloe-Pillen her. Alle genannten Produkte sind in der Apotheke erhältlich.

Aloe ist sowohl innerlich als auch äußerlich verwendet von guter Wirkung. Siedet man eine bis zwei Messerspitzen Aloe-Pulver mit einem Kaffeelöffel voll Honig, so reinigt diese Mixtur den Magen gründlich ohne die geringste Belästigung.

Wird Aloe mit anderen Kräutern vermengt und als Tee bereitet, so ist die obige Wirkung noch nachhaltiger. Die Mischung hat gewöhnlich folgende Zusammensetzung: eine Messerspitze Aloe, Holunderblüten für zwei Tassen Tee, ein paar Messerspitzen Foenum groecum, ein Kaffeelöffel Fenchel. Die zwei Tassen Tee sind innerhalb von zwei Tagen zu nehmen. Die Wir-

kung, die nicht in heftigem Abführen, sondern lediglich in reichlichem Stuhlgang besteht, tritt erst nach 12–30 Stunden ein.

Dieselbe reinigende Kraft, die Aloe innerlich angewendet zeigt, hat sie auch bei äußerlichem Gebrauch.

Wer kranke, trübe, rot unterlaufene Augen hat, bereite sich aus Aloe ein vorzügliches Augenwasser. Eine kräftige Messerspitze Aloe wird in ein Glas geschüttet, mit heißem Wasser übergossen und gerüttelt. Das Augenwasser ist zum sofortigen Gebrauch fertig. Drei- bis viermal täglich wasche man die Augen äußerlich ab und innerlich aus. Das anfängliche Jucken und Brennen darf einen nicht stören.

Alte Schäden, tiefe Narben mit Eiter werden vorzüglich gereinigt durch solches Wasser, das sie heilt. Es werde zu diesem Zweck ein Lappen in Aloe-Wasser getaucht und auf die leidende Stelle gelegt.

Sollte an irgendeiner Körperstelle die Neubildung der Haut durch Geschwüre oder vielmehr durch austretende Flüssigkeit gehindert werden, so streue man Aloe-Pulver auf die Stelle, so dicht, daß der ganze offene Schaden bedeckt ist. Das Ganze wird trocken überbunden. Dieses täglich einmal. Das Pulver bildet, indem es die schlechten Stoffe aufsaugt, eine harte Kruste, unter der sich bald die neue Haut zeigt.

Bei all diesen Erscheinungen kann das reinliche und reinigende Heilmittel, wohin es immer komme (in das Auge oder in die Wunde), niemals schaden.

Angelika siehe Engelwurz

Anis *(Pimpinella anisum)*
Die Anis-Pflanze, die vor allem in den südlichen Ländern angebaut wird, stammt aus dem Orient. Der Stengel ist hoch und gerillt, die Blätter sind gefiedert, und die Doldenblüten sind weiß, eher unscheinbar und verströmen den typischen Anisduft. Ihre Blütezeit ist im Mai und Juni.

Anis ist vor allem wegen seiner aromatisch riechenden Früchte bekannt, die ätherisches Öl enthalten und besonders als Gewürz beim Backen Verwendung finden. Diese Heilpflanze wirkt verdauungsfördernd (z.B. bei Blähungen, Koliken), krampflösend (z.B. bei Magen- oder Unterleibskrämpfen) und hilft zudem bei Erkrankungen der Atemwege (z.B. Husten, Erkältung, Verschleimung).

Die Früchte werden als Tee angewendet. Man nimmt etwa einen Teelöffel voll, mit einer Tasse heißem Wasser aufgegossen; anschließend läßt man den Aufguß noch einige Minuten ziehen.

Anis ist wie Fenchel sehr zu empfehlen. Seine Wirkung auf Gase (Winde) übertrifft jene des Fenchels bei weitem. Meistens werden beide Heilmittel miteinander gemengt und verbunden.

Die Öle von Anis und Fenchel kauft man am leichtesten in der Apotheke. Gegen obiges Leiden genügt es, 4 bis 7 Tropfen auf Zucker täglich ein- bis zweimal zu nehmen.

Anserine siehe Gänsefingerkraut

Arnika oder Bergwohlverleih *(Arnica montana)*
Die Arnika, die unter Naturschutz steht, ist in ganz Europa verbreitet. Auf ihren bis zu 60 cm hohen

Stengeln sitzen die sehr auffallenden, kräftig orangefarbenen Blüten. Die Blätter haben eine längliche Form und sind an der Oberseite behaart. Die Blütezeit ist im Juni und Juli.

Grundsätzlich muß darauf hingewiesen werden, daß mit Arnika aufgrund möglicher Vergiftungserscheinungen sehr sorgsam umgegangen und sparsam dosiert werden muß.

Arnika besitzt in der ganzen Welt den Ruf einer vorzüglichen Heilpflanze. Sie wächst an waldnahen Wiesen, an gebirgigen, feuchten Orten, besonders auf nassen, moorigen Wiesen. Die Arnikablumen sind sehr leicht zu erkennen. Ihr Geruch ist stark.

Man verwendet von dieser Pflanze fast alles. Am wirksamsten sind die Blüten; die Wurzeln sind etwas schwächer, noch schwächer die Blätter und Stengel. Die Blätter geben einen guten Tee für Leberleiden; aus den Wurzeln bereitet man die bekannte Arnika-Tinktur.

Man kauft diese Tinktur billig; jeder kann sie aber auch leicht selbst bereiten. Die Blüten werden Ende Juni und Anfang Juli gesammelt und in Branntwein angesetzt. Nach ungefähr drei Tagen schon kann die fertige Tinktur in Gebrauch genommen werden.

Arnika wird vor allem äußerlich angewendet:

Bei Verwundungen ist unstreitig die Arnika das allereinfachste und wirksamste Mittel. Zuerst wird die Wunde sorgfältig ausgewaschen mit Wasser, in das Arnika-Tinktur gemischt ist, auf einen Viertelliter Wasser einen Löffel Tinktur. Ist die Wunde ausgewaschen, dann wird sie genau zusammengefügt, so daß sie geschlossen ist; dann wird das Ganze mit einer leinenen

Binde zugebunden. Auf diesen Verband wird Baumwolle, in Tinktur getaucht, aufgelegt und eingebunden. Wie der Schmerz fast augenblicklich aufhört, so tritt auch kein Schmerz mehr ein; so gelinde geht die Heilung vor sich.

Bei kleinen Verwundungen reicht das einmalige Verbinden schon aus. Bei großen Verwundungen muß nachgesehen werden, ob sich kein Eiter bildet, der dann ausgewaschen und erneut eingetauchte Baumwolle aufgebunden werden müßte.

Die Arnika ist nicht bloß bei Verwundungen, sondern auch bei Quetschungen hervorragend; ebensogut kann sie zu Kompressen (Aufschlägen) verwendet werden.

Heilt die Arnika äußerlich Geschwüre, entfernt sie ungesunde giftartige Stoffe, warum soll sie nicht im inneren Geschwüre heilen können? Natürlich muß die Tinktur stark verdünnt werden. 50–60 Tropfen werden mit einem Viertelliter Wasser gemischt und während des Tages in ganz kleinen Portionen eingenommen.

Innerlich soll Arnika jedoch nur auf ärztliche Verordnung hin verwendet werden, da eine Überdosierung des Heilmittels zu Vergiftungen führen kann. Richtig angewendet, hilft es bei Magenentzündungen, Kreislaufschwäche sowie bei Herzbeschwerden.

Attich oder Zwergholunder *(Sambucus ebulus)*

Am Rande der Wälder, besonders abgetriebener (ausgehauener), sieht man große Stauden, einen Meter und mehr hoch, die im Juli weiße große Doldenblüten, im Herbst prächtige, schwere, glänzende Doldentrauben tragen. Das ist Attich oder Zwergholunder.

Die Wurzeln dieser Pflanze sammelt man im Herbst oder Frühling, schneidet sie in Stücke und trocknet sie. Der Tee, aus solchen Wurzeln bereitet, treibt mit außerordentlicher Wirkung das Wasser ab und reinigt die Nieren. Mir sind mehrere Fälle bekannt, in denen solcher Tee die ziemlich vorangeschrittene Wassersucht vollständig heilte.

Auch bei anderen Fällen im Unterleib, die von schlechten Gasen herrühren, wirkt er gut; er scheidet die Säfte durch den Urin aus.

Attichtee, den man aus dem Pulver bereitet, tut dieselben Dienste. Zu einer Tasse, die in zwei Portionen zu verschiedenen Tageszeiten genommen wird, reichen zwei Messerspitzen des Pulvers aus.

Im Spätherbst sammelt man die Wurzeln, trocknet sie gut an der Luft und bewahrt die gedörrten Wurzeln oder das aus den zerstoßenen Wurzeln gewonnene Pulver auf.

Augentrost *(Euphrasia officinalis)*

Augentrost, der in Europa weit verbreitet ist, findet man auf Wiesen, Waldlichtungen, Weiden und Mooren. Die Pflanze, deren Blätter ohne Stiel direkt auf dem Stengel sitzen, kann 20–30 cm hoch werden. Ihre Blütezeit ist von Juli bis Oktober; dann zeigen sich die weiß-bläulichen Blüten mit gelbem Rachen, die von dunkleren Adern durchzogen werden.

Zum Lohn und aus Dankbarkeit für treue Dienste haben unsere Voreltern diesem kleinen Kräutchen den schönen Namen »Augentrost« gegeben. Wenn oft kein Mittel mehr helfen wollte, spendete dieses Blümchen

den Augen den letzten Trost. Ich habe es schon recht häufig geraten und mit guten Erfolgen.

Man muß jedoch deutlich darauf hinweisen, daß auch diese Pflanze bei gefährlichen oder schwereren Augenleiden niemals den Arzt ersetzen kann! Falsche Anwendung kann im schlimmsten Fall sogar zur Erblindung des Auges führen. Eine Behandlung mit Augentrost empfiehlt sich nur nach der Diagnose des Augenarztes bei leichten und harmlosen Augenbeschwerden wie beispielsweise bei Bindehautentzündung, gereizten Augen usw.

Sowohl die getrockneten als auch die zerriebenen Blätter kommen als Tee oder als Pulver zur Anwendung. Mit dem [abgekühlten] **Tee wäscht man täglich zwei- bis dreimal die Augen gut aus, oder man taucht in denselben kleine Fleckchen, die man auf das Auge legt. Diese Auflagen bleiben etwa 10 Minuten liegen und werden dann nochmals wiederholt angewendet. Das Auge wird so gereinigt, geklärt und die Sehkraft gestärkt.**

Nach meiner Praxis lasse ich zu gleicher Zeit die Patienten das Pulver nach innen anwenden, und zwar täglich eine Messerspitze in einem Löffel Suppe oder Wasser. Damit ist die Heilkraft des Kräutchens nicht erschöpft. Auch Magentrost könnte man es nennen. Wegen seiner Bitterkeit gilt sein Tee als Magenbitter zu regerer Verdauung und zur Verbesserung der Magensäfte. Hierfür trinkt man jedoch nicht mehr als eine Tasse pro Tag. Probiere es einmal, lieber Leser; das Kräutchen wird auch bei dir mit seinem Trost nicht kargen!

Baldrian *(Valeriana officinalis)*
Baldrian kommt an lichten Waldrändern, Ufergebüschen, meist an etwas feuchten Orten, mitunter auch an schwach bewachsenen Abhängen vor. Der Stengel ist hohl und steif und kann bis zu 1,5 m hoch werden. Die Blätter sind gefiedert. Die doldenähnlichen Blütenbüschel haben eine weiße bis rötliche Farbe. Ihre Blütezeit ist im Juni und Juli.

Daß im Baldrian etwas Besonderes stecken muß, darüber belehren uns die Katzen, die er durch seinen Geruch so anzieht, daß sie sich in seinem Kraut wälzen.

Für den Menschen hat der Baldrian eine sehr beruhigende Wirkung auf das Nervensystem. Er hilft daher bei Nervosität, allgemeiner Unruhe, Schlaflosigkeit sowie bei nervösen Herzbeschwerden.

Wir benützen allein die Wurzel, die entweder zur Teebereitung geschnitten oder zu Pulver zerrieben wird.

Die braune Wurzel strömt den typischen Baldriangeruch aus. Sie wird nach dem Sammeln getrocknet und in Stücke geschnitten. Für den Tee verwendet man einen Teelöffel voll Wurzelstückchen, die man mit heißem Wasser übergießt und mehrere Stunden lang zugedeckt ziehen läßt. Will man den Tee vor dem Schlafengehen trinken, sollte er am besten gleich morgens zubereitet werden. Den Baldriantee, das Pulver oder die Tinktur sowie weitere Baldrian-Produkte kann man aber auch fertig in der Apotheke kaufen. Von der Tinktur, die die beste Wirkung zeigt, nimmt man täglich unverdünnt zweimal einen Eßlöffel.

Die Baldrianwurzel lindert auch Kopfbeschwerden und behebt krampfhafte Zustände, ähnlich wie die Raute.

Bergwohlverleih siehe Arnika

Bitterklee *(Menyanthes trifoliata)*
Bitterklee, auch Sumpfklee genannt, ist meistens in Sümpfen, auf moorigen, nassen Wiesen und an Wiesengräben zu finden. Die Pflanze hat wie der Klee drei Blätter, unterscheidet sich jedoch in Größe und Aussehen deutlich von diesem. Sie gehört zur Familie der Enziangewächse; auch die Wirkungsweise ist ähnlich der des Enzians. Die Blütezeit ist im April und Mai.

Als Heilmittel verwendet man die Blätter, die Bitterstoffe enthalten. Dieses Kraut gibt vorzüglichen Tee für den Magen; er wirkt gut auf die Verdauung und hilft gut die Magensäfte bereiten.

Daher hilft er bei Magenbeschwerden mit Verdauungsproblemen und Appetitlosigkeit. Den Tee aus den getrockneten Blättern bereitet man nach der üblichen Weise. Es wird vor den Mahlzeiten eine Tasse davon getrunken.

Bitterklee in Branntwein angesetzt gibt den sogenannten bitteren Geist, der demselben guten Zweck dient.

Bockshornklee *(Trigonella foenum graecum)*
Bockshornklee, der zwar vorwiegend in den Mittelmeerländern vorkommt, wird auch bei uns angebaut. Der etwa 60 cm hohe Stengel trägt dreiblättrige, keilförmig abgerundete Blätter. Die weißen, leicht gelblichen Blüten zeigen sich im Juni und Juli.

Die Pflanze enthält ein ätherisches Öl mit einem unangenehmen, langanhaltenden Geruch. Der Bockshornklee-Samen, den man im Juli oder August sammelt, wird zu Pulver gemahlen und heißt Foenum graecum.

Als Tee zubereitet wirkt das Mittel kühlend bei hitzigen Fiebern; bei Halsleiden mit starken Hitzen im Hals dient es als gutes Gurgelwasser. Ein Kaffeelöffel des Pulvers reicht aus für eine mäßige Tasse Tee, von dem alle zwei Stunden oder öfter ein Eßlöffel voll getrunken oder zum Gurgeln verwendet wird. Über diesen Tee ließen sich wirklich ganze Bücher schreiben.

Was die äußere Anwendung betrifft, so ist Foenum graecum das beste von allen mir bekannten Mitteln zum Auflösen von Geschwülsten und Geschwüren. Es wirkt langsam, schmerzlos, aber bis zum letzten Tropfen Eiter ausdauernd und gründlich. Man kocht ähnlich wie beim Leinsamen den bekannten öligen Brei, den man in kleine Leinentüchlein bringt und auflegt.

Bei bevorstehenden unvermeidlichen Operationen ist es sehr gut, vorher einige Tage lang ein Pflaster von Foenum graecum aufzulegen, damit die Operation leichter vorgenommen werden kann.

Bei offenen Füßen ziehen solche Auflagen die Entzündungen um die Ränder der Wunde aus und verhindern die Bildung des faulen Fleisches oder gar einer Blutvergiftung. Diese letztere Anwendung empfehle ich der besonderen Aufmerksamkeit aller, denen solch Fußwunden recht viel Leid und Sorge bereiten.

Foenum graecum kauft man in der Apotheke.

Brennessel *(Urtica dioica)*

Diese Pflanze, oft als Unkraut verpönt, ist in ganz Europa verbreitet und wächst, da sie bezüglich der

Bodenbeschaffenheit nicht anspruchsvoll ist, fast überall. Man unterscheidet die kleine und die große Brennessel. Die kleine hat eher rundliche, grüne Blätter, während die große grau-grüne Blätter hat und bis zu 1,5 m hoch werden kann. Die Blätter sind stets am Rand gezahnt und fein behaart. Kommt man mit diesen Härchen in Berührung, geben sie ein Gift ab, das auf der Haut juckt und Quaddeln hervorruft. Beide Arten haben weißliche, traubenförmig herabhängende Blüten. Die Pflanze kann von April bis September gesammelt werden (Handschuhe verwenden!).

Die Brennessel ist die verachtetste unter den Pflanzen. Manche zartbenervte Seele sticht und brennt es schon, wenn sie nur diesen Namen hört. Doch auch diese Pflanze hat der liebe Gott nicht umsonst erschaffen; nein, im Gegenteil, sie hat einen großen Wert.

Frische Brennesseln, vom Standort gerade weggenommen, gedörrt und zu Tee verwendet lösen Verschleimungen in Brust und Lunge, reinigen den Magen von verlegenen Stoffen, die sie hauptsächlich beim Urinieren entfernen.

Hierfür werden drei Teelöffel des getrockneten Krauts mit einer Tasse siedendem Wasser übergossen; man läßt den Aufguß 15 Minuten ziehen. Die Tagesdosis des Tees beträgt bis zu zwei Tassen.

Sehr empfehlenswert sind auch Brennessel-Frischsäfte aus der Apotheke, die, mit Wasser verdünnt, löffelweise eingenommen werden.

Kräftiger als die Blätter wirken die Brennesselwurzeln, ob man sie im Sommer grün ausgegraben oder im Winter getrocknet verwendet. Eine beginnende Wasser-

sucht kann durch Tee von Brennesselwurzeln behoben werden. Derselbe räumt überhaupt mit faulen Stoffen im Innern gründlich auf.

Wer unreines Blut hat, soll zur Sommerszeit recht oft Brennesseln, wie Spinat gekocht essen. Man liebt besonders in Italien die Kräutersuppen. Kräuterknödel aus Brennesseln sind nicht nur ein Nähr-, sondern auch ein Gesundheitsmittel.

Wer an Rheumatismus leidet und kein Mittel mehr findet, ihn auszutreiben, bestreiche oder schlage die schmerzenden Stellen täglich ein paar Minuten lang mit frischen Brennesseln. Die Furcht vor der ungewohnten Rute wird bald der Freude über deren vorzügliche Heilwirksamkeit weichen.

Brunnenkresse *(Nasturtium officinale)*

Brunnenkresse bevorzugt feuchte Stellen, Gräben und nasse Wiesen, Quellen und Bäche, wird aber auch oft angebaut. Ihre Stengel wachsen zunächst waagerecht, dann jedoch aufsteigend. Die Blätter sind gefiedert und rundlich bis herzförmig. Die Blüten sind klein, weiß und zu Trauben angeordnet. Ihre Blütezeit ist von Mai bis September.

Brunnenkresse ist reich an Vitamin C und enthält zudem Jod, Eisen und Senföl. Aufgrund ihrer blutreinigenden Wirkung wird sie auch oft zur »Frühjahrskur« verwendet, um nach den Wintermonaten neue Kraft zu spenden. Darüber hinaus ist die Pflanze harntreibend, regt durch den Jodgehalt den Stoffwechsel an und stillt Husten. Neben der Verwendung der Brunnenkresse in Salaten oder Suppen gibt es auch den Frischsaft, den man in der Apotheke kauft. Von diesem nimmt man täglich morgens, mittags und abends einen Eßlöffel voll ein.

Dornschlehe *(Prunus spinosa)*
Die Dornschlehe ist, wie der Name schon sagt, ein dorniger Strauch mit stark verzweigten Ästen und keilförmig ovalen Blättern. Die weißen Blüten zeigen sich sehr zahlreich im April und Mai, im Herbst trägt die Pflanze runde, blauschwarze Früchte. Verwendet werden sowohl die Blätter und Blüten als auch die Früchte der Pflanze.

Dornschlehblüten sind das schuldloseste Abführmittel und sollten in jeder Hausapotheke zu finden sein.

Wie oft fühlt man im Magen und im Unterleib, im ganzen Befinden, daß eine schnelle Reinigung und Abführung gut, ja notwendig wäre. Man sucht ein leichtes Mittel und sucht und – könnte es so leicht bei der Hand haben!

Man nehme solche Dornschlehblüten, siede sie eine Minute lang und trinke 3–4 Tage lang solchen Tee, täglich eine Tasse! Der Tee wirkt leicht und ohne alle Unannehmlichkeiten und Beschwerden, dazu dennoch gründlich.

Als reinigendes und stärkendes Magenmittel kann ich diesen Tee gleichfalls bestens empfehlen.

Dornschlehblüten, mit Augentrost gemischt, geben einen guten Tee für Verstopfung und bringen gelinden Stuhlgang.

Eibisch *(Althaea officinalis)*
Eibisch, er gehört zu den Malvengewächsen, findet man bevorzugt an Stellen mit salzhaltigem Wasser oder

Boden, also an Meeresküsten, aber auch auf nassen Wiesen oder an Gräben. Seine Stengel können bis zu 1,5 m hoch werden und tragen herzförmige, gezahnte Blätter mit scharfer Blattspitze. Er blüht im Juni und Juli weiß bis rosa.

Eibischtee wird sehr viel gebraucht bei Erkältungen. Ich bin für denselben nicht besonders eingenommen, da er meinen Erwartungen zuwenig oder nicht entsprochen hat. Schon beim Sieden erhält man eine zähe Masse, die nach verhältnismäßig kurzer Zeit schleimig wird und so – was in der Tat oft vorkommt – den Appetit nehmen oder verderben muß. Derlei Medizinen empfehle ich nie. Gelinde gesagt sind mir Eibischkraut und Eibischwurzel etwas verdächtig. Ich wähle deshalb stets Heilkräuter, welche dieselben Dienste zweifellos sicher tun.

Eibisch ist heute häufig Bestandteil von Hustentees und Hustensäften.

Eichenrinde *(Cortex quercus)*

Man verwendet die Rinde eines jungen Eichbaums oder Eichenastes. Sie enthält zahlreiche Gerbstoffe, die entzündungshemmend wirken.

Junge Eichenrinde, eine halbe Stunde abgebrüht, gibt einen heilkräftigen Absud. Man tauche nur ein kleines Handtuch in denselben und winde es als Wickel um den Hals. Solche Wickel lösen auf und verdrängen dicke Hälse, und wenn ein Kropf noch nicht zu groß und zu fest ist, sind sie die wirksamsten und zugleich schuldlosesten Kropfmittel. Mit den Drüsen räumen diese Wickel nicht weniger gründlich auf.

Wer an Mastdarmvorfall leidet, nehme fleißig Sitzbäder mit Absud von Eichenrinde, dazu zuweilen kleine Klistiere (Einläufe) mit verdünntem Absud. Die lästigen und oft gefährlichen Mastdarmfisteln löst der Absud und heilt sie aus. Auch harte Geschwüre, die nicht entzündet sind, können ebenso behandelt und aufgelöst werden.

Tee von Eichenrinde wirkt wie Harz stärkend auf die inneren Gefäße.

Darüber hinaus ist Eichenrinde als blutstillendes Mittel bekannt. Eichenrinde, mit Rotwein gekocht, ist gut gegen großen Durchfall.

Engelwurz *(Angelica silvestris)*

Unter dem Namen Angelika oder Engelwurz muß man zwischen zwei sehr ähnlichen Pflanzen – beide sind Heilpflanzen – unterscheiden: die Waldangelika, auch wilde Angelika genannt, weil sie wild und ohne menschliches Zutun wächst, und die edle Engelwurz (Angelica archangelica), die eine eigene Pflege benötigt.

Kneipp bevorzugt jedoch die häufiger vorkommende Waldangelika, die auf feuchten Wiesen, an Rändern von Bächen und Flüssen sowie an nassen Waldstellen wächst. Sie hat einen hohlen Stengel, der bis zu zwei Meter hoch wird. Die Doldenblüte zeigt viele kleine weiße Blütendolden. Ihre Blütezeit ist von Juli bis September.

Die Waldangelika hat eine ähnliche, aber schwächere Wirkung als die echte Engelwurz. Man verwendet hier hauptsächlich die Wurzeln der Pflanze, die als wichtigste Substanz ätherisches Öl enthalten.

Die Wurzel schneidet man in Stücke und trocknet diese. Als Tee verwendet, gießt man einen halben Teelöffel zerkleinerte Wurzel mit einer Tasse Wasser auf, läßt es kurz kochen und dann etwa 5–10 Minuten ziehen.

Für die äußerliche Anwendung benützt man Angelika-Tinktur oder Angelika-Öl aus der Apotheke.

Hat jemand ungesunde oder halbgiftige Speisen bekommen, so ist ein Tee von Angelikawurzeln, -samen oder -blättern ein vorzügliches Mittel, diese schlechten Stoffe wieder zu entfernen. Oder wie oft kommt es vor, daß im Magen eine unbehagliche Kälte herrscht. Eine Tasse Tee von solchen Wurzeln bringt dem Magen wieder mehr Wärme. Am besten ist es, wenn man eine solche Tasse Tee in drei Portionen teilt und die erste am Morgen, die zweite am Mittag, die dritte am Abend nimmt.

Wenn ungesunde Stoffe im Magen und in den Gedärmen sind oder wenn versteckte Gase Grimmen verursachen, so ist wieder dieser Tee ein Hauptmittel, das Übel zu beheben, besonders wenn man zum Tee halb Wein und halb Wasser nimmt.

Starke Verschleimungen in der Lunge und Brust, Magenbrennen, Verschleimungen in der Luftröhre werden gerade durch diesen Tee am leichtesten beseitigt.

Man kann mit Recht die Angelika als ein vorzügliches Hausmittel empfehlen. Die Wurzeln, Samen und Blätter, gut getrocknet, können auch zu Pulver gemacht werden, und wenn man täglich zwei- oder dreimal eine Messerspitze von diesem Pulver einnimmt, so ersetzt es den Tee.

Dem Pflanzenunkundigen gebe ich notgedrungen den guten Rat, nicht Angelika zu sammeln, da er sonst aus der Wiese Roßkümmel oder aus dem Wald gar Schier-

ling (Giftpflanze) zu seinem Verderben nach Hause tragen könnte. Ich setze diese Worte, weil beides sich ereignet hat.

Enzian, gelber *(Gentiana lutea)*

Der gelbe Enzian, der unter Naturschutz steht, wächst hauptsächlich auf den hohen süd- und mitteleuropäischen Gebirgen. Er unterscheidet sich deutlich vom blauen Enzian. Der kräftige Wurzelstock kann bis zu 1,5 m hoch werden. Die Pflanze hat große, ovale Blätter mit starken Rippen. In der Blütezeit von Juli bis August zeigen sich die gelben zipfelartigen Blüten. Als Heilmittel wird nur die Wurzel verwendet, die Bitterstoffe enthält.

Vor allem rate ich, Extrakte von Enzian zu bereiten. Die Enzianwurzeln werden zu diesem Zweck gut getrocknet, kleingeschnitten und so mit Branntwein in Glasflaschen angesetzt.

Dieser Extrakt ist eines der ersten Magenmittel. Man gieße 20–30 Tropfen mit 6–8 Eßlöffeln Wasser in ein Glas und nehme diese Mischung längere Zeit hindurch täglich. Die gute Verdauung wird ein nicht minder guter Appetit recht bald anzeigen.

Spürt man, daß eine Speise schwer im Magen liegt und belästigt – der Magentrank von einem Kaffeelöffel Extrakt in einem halben Glas warmen Wassers wird die Störung bald beendigen. Für Magendrücken ist Enzian ebenfalls sehr gut.

Auf größeren Reisen, wenn man tagelang oft schlecht ißt, noch schlechter trinkt und todmüde und halbkrank am Ziel ankommt, leistet ein winziges Fläschchen

Enzian-Tinktur, tropfenweise auf Zucker zu Rate gezogen, treffliche, unbezahlbare Dienste.

Übelkeiten und Anfälle von Ohnmacht entfernt ein Kaffeelöffel Tinktur in Wasser genommen; sie erwärmt, weckt auf, bringt Körper und Geist wieder in Frieden. Enzian, zu Tee verwertet, tut ähnliche Dienste.

Man übergießt die geschnittenen Wurzeln – etwa einen Teelöffel voll – mit zwei Tassen siedendem Wasser und trinkt den Absud als Tee schluckweise eine halbe Stunde vor den Mahlzeiten.

Den gleichen Zweck erfüllt aber auch das Enzianpulver, von dem man dreimal täglich eine Messerspitze voll jeweils eine halbe Stunde vor dem Essen einnimmt.

Erdbeere *(Fragaria vesca)*

Die wilde Erdbeere kommt am häufigsten in Waldschlägen und Hainen vor; als Kulturpflanze wird sie aber auch in Gärten oder auf Feldern angebaut. Die Walderdbeere, deren Früchte zwar kleiner sind, ist jedoch deutlich intensiver im Geschmack und in der Wirkung als die Gartenerdbeere. Die Blütezeit der Erdbeere ist von April bis Juni; die Blüten werden aber schon im April oder Mai gesammelt

Welcher Genuß, wenn als Nachspeise der erste Teller kühlender Erdbeeren auf den Tisch gebracht wird! Nicht allein die Früchte dieses kleinen, so überaus fruchtbaren Pflänzchens sind gerne gesehen; auch die Blätter sammelt und trocknet manche Mutter, denn Erdbeerblätter sind ein gutes, gesundes und überaus billiges Nährmittel.

Wie bereitet sie diesen Tee? Sie nimmt Erdbeerblätter, soviel sie mit drei bis vier Fingern fassen kann, schüttet ungefähr einen Viertelliter siedendes Wasser darauf und deckt es gut zu. Nach 15 Minuten gießt sie den Tee ab und hat reinen Erdbeerblättertee. Dann mischt sie daran heiße Milch, etwas Zucker, und der Trank ist fertig. Würde die Mutter statt des dritten oder vierten Teiles der Erdbeerblätter Waldmeister (Asperuia odorato) nehmen, so würde der Tee an Geschmack und Gehalt gewinnen.

Die Erdbeeren selbst sind als Gesundheitsmittel gar nicht zu unterschätzen. Man gebe sie besonders Rekonvaleszenten, die große Schwäche und Entkräftigung nach schwerer Krankheit spüren; man gebe sie in Verbindung mit anderen Nahrungsmitteln. Wer im Sommer längere Zeit hindurch, gleichsam zum Kurgebrauch, täglich z.B. einen Schoppen Milch mit einem halben Schoppen Erdbeeren vermischt oder täglich zweimal ein Stück gutes Roggenbrot mit je einem Viertelschoppen Erdbeeren genießt, wird bald die überaus wohltuende Wirkung verspüren, die neben der Kräftigung auch in der Blutreinigung besteht. Werden die Erdbeeren eingekocht wie Kirschen, Weichseln usw., dann kann obige Kur mit bestem Erfolg selbst im Winter vorgenommen werden.

Bei innerer Hitze leisten Erdbeeren im Sommer selbst Kranken die besten Dienste. Welch herrlich kühlendes Labsal kann dem Lechzenden damit gereicht werden!

Grieß- und Steinleidenden empfiehlt man vielfach, täglich gleichmäßige Portionen von Erdbeeren zu essen. Dasselbe gilt für Leberleidende (täglich zu verschiedenen Mahlzeiten, bis zu zwei Schoppen) und für solche,

die mit Ausschlägen behaftet sind (morgens und nachmittags je einen Schoppen).

Fenchel *(Foeniculum officinale)*
Fenchel wird meist angebaut, wächst aber in Südeuropa auch wild an Felsen und sonnigen, steinigen Abhängen. Die Pflanze wird bis zu zwei Meter hoch und hat eine große, fleischige Wurzel. Die Blätter sind schmal und gefiedert. Die zu Dolden angeordneten Blüten sind grün-gelb. Ihre Blütezeit ist von Juli bis September. Als Heilmittel dienen die Wurzeln und die Früchte der Pflanze. Die Fenchelkörner enthalten ätherisches Öl mit dem typischen Fenchelgeruch, der dem von Anis sehr ähnlich ist.

Die Fenchelkörner dürfen in keiner Hausapotheke fehlen, da das Leiden, dem sie Abhilfe schaffen können, so häufig vorkommt: die Kolik mit krampfartigen Zustän-den. Schnell siede man einen Löffel voll Fenchel in einer Tasse Milch 5–10 Minuten lang und gebe den Heiltrank dem Kranken so warm wie möglich (jedoch nie zu heiß, damit man im Inneren nichts verbrennt). Die Wirkung ist meist sehr gut und sehr schnell. Die rasch sich verbreitende Wärme stillt die Krämpfe, und die Kolik verschwindet nach und nach. Äußerlich soll ein warmer Aufschlag von Wasser und Essig (halb und halb) auf den Unterleib gelegt werden.

Fenchelpulver, wie Gewürz auf Speisen gestreut, vertreibt die Gase aus dem Magen und den unteren Regionen. Das Pulver wird gewonnen, indem man Fenchelkörner im Ofen röstet (dörrt) und in einer gewöhnlichen Kaffeemühle mahlt. Fenchelöl kauft man in der Apotheke.

Fenchel, als Augenwasser verwendet, klingt manchem Geheilten, der dies liest, nicht mehr neu. Man koche einen halben Eßlöffel Fenchelpulver ab und wasche mit dem Absud ungefähr dreimal pro Tag die Augen aus.

Reinigender und stärkender noch wirken die Augendämpfe. Da ich bei jedem Kopfdampf wegen der Lösung im Inneren stets einen, mindestens aber einen halben Löffel Fenchelpulver verwende, so ist eigentlich mit jedem Kopfdampf ein solcher Augendampf verbunden.

Ähnliche Wirkung wie mit Fenchel erzielt man mit Anis und Kümmel. Öfter werden zwei oder gar sämtliche drei Heilkörner miteinander vermischt, zusammen gemahlen und benützt.

Eine sehr gute krampflösende Wirkung zeigt Fenchel auch bei Husten.

Gänsefingerkraut oder Anserine

(Potentilla anserina)

Das Gänsefingerkraut, das in ganz Europa sehr weit verbreitet ist, hat gefiederte, an den Rändern stark gezackte Blätter mit einer seidigen, weiß behaarten Unterseite. Die großen gelben Blüten wachsen einzeln auf einem langen kahlen Stengel. Die Blütezeit ist von Mai bis Juli. Für Heilzwecke wird stets die ganze Pflanze mitsamt der Wurzel verwendet.

Das Gänsefingerkraut wächst, wie sein Name besagt, da am besten, wo Gänse sich gerne aufhalten. Man trifft es besonders häufig in der Nähe von Häusern und Wegen.

Viele Leute haben ihm nach seiner Wirkungsweise den Namen Krampfkraut gegeben, denn Tee von Anserine-

kraut ist ein vortreffliches Mittel bei Krampfanfällen, seien sie im Magen, Unterleib oder wo immer.

Bei Beginn der Anfälle, besser noch bei den sich zeigenden Symptomen der Krämpfe, gebe man dem Kranken täglich dreimal recht warme Milch (so warm sie der Kranke ertragen kann), in der das Kraut (so viel mit drei Fingern zu fassen ist) wie zu Tee abgebrüht wird.

Doppelte Wirkung erzielt der, welcher solchen Tee einnimmt und zugleich auf die krampfhaften Stellen Überschläge mit dem im Wasser angeschwellten oder abgebrühten Kraut macht. Als Auflage kann auch Absud von Kamille benützt und dazu Tee von Anserine getrunken werden, beides jedoch warm.

Keine Familienmutter soll es unterlassen, einen hinlänglichen Vorrat solchen Krautes zu sammeln und zu trocknen. Sie weiß selbst zu beurteilen, wie schmerzhaft häufig vorkommende Krampfanfälle sind und wie es noch größeren Schmerz bereitet, Angehörige leiden zu sehen, ohne helfen zu können.

Äußerlich wird das Gänsefingerkraut aufgrund seiner entzündungshemmenden Wirkung bei Haut- oder Zahnfleischentzündungen angewendet. Hierfür benützt man den Absud zum Gurgeln bzw. als getränkte Auflagen bei Entzündungen.

Hafer *(Avena sativa)*

Hafer wird schon seit Jahrhunderten als Kulturpflanze angebaut. Im Gegensatz zu anderen Getreidesorten trägt der Halm, der bis zu einem Meter hoch werden kann, keine Ähren, sondern Rispen mit zahlreichen kleinen

Ährchen. Als Heilmittel verwendet man sowohl das Haferkorn als auch das ausgedroschene Haferstroh.

Der Hafer zeichnet sich durch seinen hohen Gehalt an Mineralstoffen und Vitaminen aus. Das Stroh ist vor allem ein ausgezeichneter Kieselsäurelieferant, und man verwendet es äußerlich als Badezusatz oder innerlich als Teeaufguß. Die Getreidepflanze hilft daher bei rheumatischen Erkrankungen, bei Gicht sowie aufgrund ihrer harntreibenden Wirkung bei Nieren- und Blasenleiden.

Auch Kneipp war der Ansicht, daß der Hafer nicht nur als Kost in der Kur, sondern als tägliche Mahlzeit gegessen werden sollte:

Der Hafer galt einst als ein vorzügliches Ernährungsmittel, und wer recht kräftig und ausdauernd werden wollte, der genoß viele aus Hafermehl bereitete Speisen. Aber leider haben die Luxusartikel den Hafer größtenteils verdrängt. Wenn ich 50 Kinder mit Haferkost ernähren könnte und sie nach zwei Jahren neben 50 andere stellen würde, die Speisen aus reinem Kunstmehl [unter Kunstmehl versteht Kneipp das Mehl, das ohne die wertvolle Kleie gemahlen worden ist; Anmerk. d. Verfs.] **erhielten, wie verkümmert an Körper- und Geisteskraft würden die letzteren im Vergleich mit den ersteren dastehen!**

Ein tüchtiges Sieden entzieht den Haferkörnern – auf gleiche Weise kann Gerste behandelt und gebraucht werden – die innewohnende Kraft. Ein Liter Hafer wird 6–8mal mit frischem Wasser gewaschen, dann in zwei Litern Wasser so lange abgekocht, bis dieses zur Hälfte eingesotten ist. In den abgegossenen Absud rührt man zwei Löffel Honig und läßt die Mischung noch einige

Minuten kochen. Dieses Getränk, nahrhaft und leichtverdaulich, ist für Rekonvaleszenten, die durch Krankheiten übermäßig entkräftet und geschwächt wurden, ein vorzügliches Nährmittel und ein wahres Labsal. Wie oft bedaure ich es, daß man derlei armseligen Kreaturen, die doch vor allem neues, gesundes Blut brauchen, alle möglichen, nur nicht solche Getränke bereitet!

Jetzt kommen wir zum Haferstroh. Das Haferstroh hat für die menschliche Natur eine großartige Wirkung. Es wäre gut wenn jedermann ungefähr 5–6 Tassen solchen Tees im Monat trinken würde, er wäre ihm ein Schutz gegen viele Gebrechen. Tee von Hagebutten und Haferstroh ist gut für Nierenleidende.

Die Auflagen von warmem Haferstroh-Absud sind ebenfalls von großer Wirkung bei Unterleibsbeschwerden, Koliken usw.

Hagebutten

Die Hagebutten sind die roten Früchte der Heckenrose (Rosa canina), auch Hundsrose genannt. Sie ist fast überall in Europa verbreitet und an Waldrändern, Hecken und Wegen zu finden. Der Strauch der Heckenrose trägt ovale, gezahnte Blätter und zahlreiche Dornen. Die großen Blüten tendieren in der Farbe von Weiß bis kräftig Rot. Ihre Blütezeit ist im Juni und Juli, die Früchte kann man erst im Oktober abnehmen. Die Hagebutte hat eine behaarte Oberfläche, innen ist sie fleischig und enthält Samen.

Will man die Früchte selbst sammeln, so pflückt man nur Garten- oder Waldhagebutten und nicht solche von Büschen, die an Straßengräben oder in der Nähe davon wachsen. Diese Früchte nämlich sind von minderer Qualität und zudem deutlich mit Schadstoffen belastet.

Man verwendet die Hagebutten nicht allein für die köstlich schmeckenden Marmeladen, sondern auch als Heilmittel. Sie zeichnen sich vor allem durch ihren hohen Vitamin-C-Gehalt aus. Die Früchte werden ausgekernt, die Hülsen getrocknet und daraus der Tee bereitet. Zwei Teelöffel Hagebutten werden mit einer Tasse siedendem Wasser überbrüht und der Aufguß kurz aufgekocht. Dann läßt man ihn etwa eine Stunde ziehen und seiht ihn ab. Der Tee, von dem man täglich drei Tassen trinkt, reinigt die Nieren und die Blase und verhindert die Steinbildung. Der hohe Vitamin-C-Anteil schützt vor Infektionskrankheiten, indem er die Abwehrkräfte steigert.

Heidelbeere *(Vaccinium myrtillus)*
Die Heidelbeere, auch Blaubeere genannt, ist in Mittel- und Nordeuropa weit verbreitet. Bei uns findet man sie wild wachsend im Unterwuchs von Laub- und Nadelwäldern oder angebaut in Gärten. Der kleine, maximal 50 cm hohe Strauch hat ovale, gezahnte Blätter. Aus den Blüten bilden sich nach der Blütezeit, im Mai und Juni, kleine, runde, schwarzblaue Beeren, die mit einer Reifschicht überzogen sind. Als Heilmittel können sowohl die Blätter dienen, die man im Juni oder Juli sammelt, als auch die Beeren, die im August geerntet werden.

Kein Haus sollte sein, das nicht eine gute Portion Heidelbeeren dörrt und fürs Jahr aufbewahrt. Sie sind gar zu vielem nütze.

Man bringt Heidelbeeren, soviel man mit 2–3 Händen fassen kann, in ein Glas und gießt guten, echten Branntwein darauf. Je längere Zeit (selbst Jahre lang) die angesetzten Beeren stehen, um so schärfer wird und wirkt die Medizin solchen Beerengeistes.

Wer an leichten Diarrhöen (Durchfall) leidet, nehme von Zeit zu Zeit einige getrocknete rohe Heidelbeeren, kaue und schlucke sie. Sehr oft genügt dieses leichteste Mittelchen.

Die ausgezeichnete Heilwirkung beruht auf dem Gerbstoff Tannin, den die Beere enthält. Statt der getrockneten Beeren kann man auch Heidelbeertee trinken, für den man zwei Teelöffel getrockneter Beeren mit einer Tasse heißem Wasser übergießt und kurz aufkochen läßt. Von diesem Tee trinkt man je nach Bedarf 1–2 Tassen über den Tag verteilt.

Äußerlich, als Mundspülung angewendet, hilft der Tee bei Entzündungen des Zahnfleischs oder des Rachens.

Heftige, andauernde Durchfälle mit großen Schmerzen stillt ein Löffel Heidelbeerbranntwein, genommen in 1/8 Liter warmen Wassers. Nach 8–10 Stunden kann man die gleiche Medizin nochmals nehmen. Ein drittes Mal wird kaum mehr notwendig sein.

Unter den Tinkturen unserer Hausapotheke ist die Heidelbeer-Tinktur die erste und unentbehrlichste. Sie dient in dem oben genannten Fall und ist einer der wärmsten Freunde des Unterleibes. Die Dosis richtet sich nach dem Grad des Übels: Die kleinste beträgt 10–12 Tropfen auf Zucker, die stärkere etwa 30 Tropfen, die stärkste und größte einen Kaffeelöffel, in warmem Wasser oder Wein (6 Löffel voll) genommen.

Heublumen

Heublumen gehören mit zu den bekanntesten Kneippschen Heilmitteln. Der Name führt jedoch leicht in die Irre:

Zahlreiche mündliche und schriftliche Berichte haben mich belehrt, daß viele Leute nicht wissen, was sie sich unter »Heublumen« vorzustellen haben: Unter Heublumen sind alle Gräserabfälle, also Stengel, Blätter, Blüten und Samen, zu verstehen.

Heublumen haben also nichts mit Blumen im herkömmlichen Sinn zu tun. Diese Gräserabfälle entstehen beim Mähen der Wiese. Trocknet das Gras, so kann man auch den typischen Heugeruch wahrnehmen. Vor allem der pflanzliche Duft- und Wirkstoff Kumarin erzeugt diesen Duft. Doch auch die Heilwirkung geht vom Kumarin aus, indem es, von der Haut aufgenommen, das Bindegewebe anregt.

Gehalt und Wirkung dieser Mischung hängen davon ab, wie viele heilende Kräuter auf der Wiese wachsen.

An dieser Stelle möchte ich im allgemeinen auf die Verwendung von Heublumen hinweisen:

Bei erfrorenen Gliedern und bei krampfhaften Unterleibserscheinungen haben mich die »angeschwellten«, d.h. heiß überbrühten Heublumen nie im Stich gelassen. Bei Rheumatismus und Gicht leisten Wickel und Hemden, in warmen Heublumenabsud eingetaucht, vortreffliche Dienste.

Heutzutage erhält man auch den Kneipp-Heusack, der eine vielseitige Anwendung in Kuren erfährt, aber auch zu Hause gut angewendet werden kann, in der Apotheke.

Er gibt intensive Wärme ab, fördert dadurch die Durchblutung und regt somit den Stoffwechsei an.

Es würde mich aber jener nicht recht verstehen, der bei den genannten Krankheitserscheinungen mit den Heublumen allein auszukommen meinte.

Holunder, Schwarzer *(Sambucus nigra)*
Holunder ist fast in ganz Europa verbreitet. Der Holunderstrauch, der eine beachtliche Höhe erreichen kann, wächst in feuchten Wäldern, Gebüschen, Gräben und in Gärten. Seine Äste haben eine graubraune Rinde und enthalten im Inneren ein weißes Mark. Der Rand der ovalen Blätter ist gezahnt. Die weiß-gelblichen Blüten, die im Juni und Juli blühen, bilden dichte Dolden und verströmen einen süßen Duft. Nach der Blütezeit, im August und September, zeigen sich die schwarz-violetten Beeren, die in Trauben herabhängen. Im Gegensatz zum giftigen Roten Holunder, ist der Schwarze Holunder ein bewährtes Heilmittel.

Dem Hause am nächsten stand in den guten alten Zeiten der Holunderbusch; jetzt ist er vielfach verdrängt und ausgerottet. Es sollte kein Wohnhaus geben, wo er nicht gleichsam als Hausgenosse in der Nähe wäre oder wieder in die Nähe gezogen würde; denn am Holunderbaum sind wirksam die Blätter, die Blüten, die Beeren, die Rinde und die Wurzeln.

Zur Frühjahrszeit versucht die kräftige Natur manche Stoffe, die sich im Körper den Winter über angesammelt haben, zu entfernen. Wer kennt nicht diese Zustände, die sogenannten Frühlingskrankheiten, wie Ausschläge, Durchfall, Kolik und ähnliches? Wer durch

eine Frühlingskur Säfte und Blut reinigen und verlegene Stoffe in leichter und natürlicher Weise ausscheiden will, der nehme 6–8 Blätter des Holunderbaumes, schneide sie klein, wie man Tabak schneidet, und lasse den Tee etwa zehn Minuten lang sieden. Darin nehme er in der ganzen Kurzeit täglich morgens nüchtern eine Tasse solchen Tees, eine Stunde später sein Frühstück. Dieser einfachste Blutreinigungstee säubert den Körper in vortrefflicher Weise und ersetzt die Pillen u.a., die in feinen Schächtelchen heutzutage die Runde machen und oft ganz sonderbare Wirkung tun. Wie im Frühling, so kann diese Kur auch zu jeder anderen Jahreszeit vorgenommen werden. Selbst die gedörrten Blätter liefern einen guten Tee zur Auflösung und Reinigung.

Wer hat nicht schon von Holunderblüten zubereitete Kuchen gegessen? Viele Leute backen dieselben gerade zu der Zeit, in welcher der Baum im weißen Frühlingsschmuck prangt, und sagen, diese Blütenkuchen schützen vor Fieber.

Die Blüten kann man auch für den Tee verwenden, für den man einen Teelöffel Blüten mit einer Tasse heißem Wasser übergießt und zehn Minuten ziehen läßt. Täglich trinkt man bis zu drei Tassen davon. Die Blüten enthalten ätherische Öle sowie Schleim- und Gerbstoffe und gelten daher als schweißtreibendes Mittel. Neben fieberhaften Erkrankungen hilft der Holunderblütentee auch bei Erkältungen.

Auch die Holunderblüte reinigt, und es wäre gut, wenn in jeder Hausapotheke eine Schachtel gedörrter Blätter aufbewahrt würde. Der Winter ist lang, und es kann Fälle geben, in denen ein derart lösendes und

schweißtreibendes Mittelchen überaus treffliche Dienste leistet. Schaden kann solcher Tee niemals bringen.

Die Beere, welche zur Herbstzeit häufig gekocht und als Brei gegessen wird, wurde von den Alten hochgeschätzt als Blutreinigungsmittel. Meine selige Mutter hat alle Jahre 14 Tage bis 3 Wochen lang eine solche Holunderkur vorgenommen. Wird die Beere mit Zucker oder besser mit Honig eingekocht, so dient diese Masse zur Winterszeit besonders solchen Leuten vorzüglich, die wenig Bewegung haben, die mehr zu ruhiger, sitzender Lebensweise verurteilt sind. Ein Löffel voll von solchem Eingekochten, in ein Glas Wasser gerührt, gibt den herrlichsten Trunk ab, reinigt den Magen, wirkt auf die Urinausscheidung und günstig auf die Nieren.

Viele Landleute dörren die Beeren. Man verkocht diese gedörrten Beeren zu Brei oder man siedet sie ab zu Tee oder ißt sie dürr; in allen Formen wirken sie sehr gut bei heftigem Durchfall.

Die Wurzel, als Tee zubereitet, hat eine wasser- und harntreibende Wirkung, wird aber heutzutage kaum noch verwendet.

Huflattich *(Tussilago farfara)*

Der Huflattich ist sehr weit verbreitet und findet sich vor allem an feuchten Orten wie Flüssen oder Bächen, auf steinigem, lehmigem Boden, Äckern, Gräben und Bahndämmen. Die Blätter sind herz- bzw., wie der Name besagt, hufeisenförmig. Ihr Rand ist gezahnt und die Blattunterseite mit einem weißen Filz überzogen. Die kräftig gelben Blüten zeigen sich auf den etwa 30 cm hohen Stengeln der Pflanze. Ihre Blütezeit ist zwischen Februar und April.

Der Schöpfer hat manches Kraut und manche Pflanze wachsen lassen, die man wenig achtet oder gar verachtet, so daß man eine Freude hat, einer solchen Pflanze einen Fußtritt geben zu können. Dieses Schicksal trifft auch den Huflattich, weil er gewöhnlich als das reine Unkraut gilt. Wer aber diese Pflanze kennt, wird sie hoch schätzen und als vorzügliches Hausmittel behandeln.

Der Huflattich enthält vor allem Schleim- und Gerbstoffe, Salze sowie ätherisches Öl. Er ist eines der wirksamsten Heilmittel gegen Husten und andere Atemwegserkrankungen.

Zum Reinigen der Brust und zum Säubern der Lungen ist es sehr ratsam, Huflattichtee zu trinken. Engbrüstigkeit und Husten kann recht leicht durch diese eine Pflanze behoben werden.

Für den Tee überbrüht man einen gehäuften Eßlöffel voll Blätter oder Blüten mit 1–2 Tassen heißem Wasser, läßt den Absud zehn Minuten ziehen und süßt ihn je nach Belieben mit Honig oder Zucker. Man trinkt davon 2–3 Tassen am Tag.

Eine ähnliche Wirkung haben in Tee getränkte Auflagen auf die Brust:

Sie ziehen die Hitze aus, hemmen Schwächen oder entfernen Fieber.

Huflattich hat auch schmerzstillende und entzündungshemmende Eigenschaften. Auflagen aus den Blättern helfen bei Wunden und Entzündungen der Haut:

Vorzüglich wirken diese Blätter auf offene Entzündungen gelegt; sie nehmen die Hitze, die Röte und ziehen die schädlichen Stoffe nach außen.

Diese Huflattichblätter können auch im Schatten getrocknet, zu Pulver gerieben und als solches eingenommen werden; täglich zwei- bis dreimal jedesmal eine Messerspitze voll; dieses Pulver kann sogar zu den Mahlzeiten genommen werden.

Johanniskraut *(Hypericum perforatum)*
Das Johanniskraut wächst in ganz Europa wild an Hecken, Wiesen und lichten Wäldern. Die Stengel können bis zu einem Meter hoch werden. Die Blätter sind oval und haben einen glatten Rand. Hält man diese Blätter an das Licht, so zeigen sich zahlreiche durchsichtige Tüpfelchen, die der Pflanze ihren Beinamen gaben (perforatum, d.h. wie durchlöchert). Im Juli und August zeigen sich die goldgelben Blüten.

Das Johanniskraut führte seiner großen Wirkung wegen früher den Namen Hexenkraut.

Diese Pflanze besitzt mehrere wertvolle Eigenschaften: Sie wirkt entzündungshemmend, schmerzlindernd, beruhigend und krampflösend. Kneipp schreibt zudem:

Dieses Heilkraut übt besonderen Einfluß aus auf die Leber; sein Tee ist ihr vorzügliches Heilmittel.

Den Tee bereitet man, indem man zwei Teelöffel der Blüten und Blätter mit einer Tasse heißem Wasser übergießt. Von diesem Tee trinkt man täglich 1–2 Tassen.

Eine kleine Beimischung von Aloe-Pulver erhöht die Wirkung, die sich im Urin zeigt und der daher oft ganze Flocken unreiner Krankheitsstoffe mitschwemmt.

Johanniskraut hilft zudem bei Erschöpfung, nervöser Unruhe, Depressionen, Schlafstörungen sowie Wechseljahrsbeschwerden.

Mütter, denen kleine Bettnässer viel Arbeit und Sorge bereiten, wissen von der stärkenden Wirkung dieses Tees manches zu berichten.

Das Johanniskraut kann nicht nur als Tee, sondern auch als Extrakt oder Öl verwendet werden. Beide Produkte sind in der Apotheke erhältlich. Für das Öl werden die frischen Blüten mit reinem Oliven- oder Leinöl übergossen und in einer verschlossenen Flasche 10–14 Tage lang an das Sonnenlicht gestellt.

Bei allen Erkrankungen, zu deren Heilung das Johanniskraut verwendet wird, muß jedoch erwähnt werden, daß man keine sofortige Wirkung erwarten darf. Eine erste Linderung aller genannter Beschwerden stellt sich erst etwa nach 10–14 Tagen ein; für eine richtige und andauernde Heilwirkung jedoch muß das Kraut mindestens 4–6 Wochen lang angewendet werden.

Während des Gebrauchs von Johanniskraut darf sich der Patient keinesfalls übermäßig dem Sonnenlicht aussetzen. Das enthaltene Hypericin macht den Körper sehr empfindlich gegenüber der Sonneneinstrahlung. Daher wären Hautentzündungen und Sonnenbrand unmittelbare Folgen.

In Ermangelung von Johanniskraut wende man für all die genannten Zustände die Schafgarbe an.

Kamille *(Matricaria chamomilla)*

Die Kamille ist in Europa und in Asien verbreitet. Sie ist sowohl am Meer als auch im Bergland zu finden und wächst gerne auf sandigem Boden, an Wegen, Wiesen und Feldern. Der Stengel der Pflanze kann bis zu 50 cm hoch werden. Die Blätter sind gefiedert mit schmalen, spitz zulaufenden Fransen. In der Zeit zwischen Mai und Juli zeigt sich die allseits bekannte gelb-weiße Kamillenblüte. Man muß jedoch die Echte Kamille von der medizinisch wertlosen Hundskamille (Anthemis arvensis) unterscheiden: Die Echte Kamille hat im Gegensatz zur Hundskamille einen kegelförmigen, hohlen Blütenboden und zeichnet sich durch den intensiven, angenehmen Kamillenduft aus. Zu Heilzwecken werden nur die Blüten verwendet.

Die Kamille ist wohl eine der bekanntesten Heilpflanzen überhaupt. Ihre Blüten enthalten vor allem ätherische Öle mit dem Wirkstoff Azulen, dem blauen Blütenöl. Neben der bekannten entzündungshemmenden Eigenschaft der Kamille wirkt sie auch krampflösend und wundheilend.

Die Pflanze findet sowohl äußerlich als auch innerlich Verwendung. Am zweckmäßigsten ist die Anwendung des Kamillenabsuds. Für diesen Tee übergießt man zwei Teelöffel Kamillenblüten mit einer Tasse heißem Wasser und läßt den Absud fünf Minuten ziehen. Davon trinkt man täglich etwa 2–3 Tassen warm und schluckweise.

Kamillentee ist ein vorzügliches Mittel bei vielerlei Beschwerden und Erkrankungen: So hilft er bei Erkältung, besonders wenn diese von fieberartigen Zuständen begleitet wird, bei Magenleiden, bei Krampfzuständen, bei Menstruationsbeschwerden sowie bei Blähungen.

Als Gurgel- und Mundspülwasser verwendet, lindert und heilt der Tee Entzündungen des Zahnfleischs sowie des Mund- und Rachenraums und ist daher beispielsweise bei Hals- und Mandelentzündungen zu empfehlen. Sehr gute Wirkung hat auch die Inhalation von Kamillendampf bei Schnupfen und Rachenentzündung.

Eine bessere Wundheilung erzielt man durch einen Kamillenverband. Hierfür wird das Verbandstuch in Kamillenabsud getränkt und die Wunde damit umwickelt.

Gegen Hämorrhoiden oder Unterleibsbeschwerden (z.B. während der Periode) helfen Bäder mit Kamillenzusatz vorzüglich.

Für alle äußerlichen Anwendungen kann man statt des Kamillenabsuds auch gebrauchsfertige Kamillenextrakte aus der Apotheke verwenden, die denselben Zweck erfüllen.

Kampfer *(Laurus camphora)*
Viele kennen Kampfer als Heilmittel in Form von Kampferöl oder Kampfer-Alkohol. Der Kampfer wird als ätherisches Öl aus dem Holz des ostasiatischen Kampferbaumes gewonnen.

Kampfer wirkt lindernd, erweichend und schmerzstillend. Kampfer-Alkohol dient nur äußerlich zum Einreiben bei Quetschungen, Verrenkungen, rheumatischen und krampfhaften Zuständen. Viele benutzen ihn zur Stärkung und Kräftigung irgendeines Gliedes; sie tun vollkommen recht. Kampferöl erweist sich als vortrefflich zum Einreiben bei Rheumatismus und Rückenbeschwerden und lindert die großen Schmerzen, welche Gichtarten und ähnliche Geschwülste und Verknorpelungen verursachen.

Königskerze *(Verbascum thapsiforme)*
Die Königskerze, auch Wollkraut oder Wollblume genannt, gehört zur Familie der Rachenblütler. Sie ist vor

allem in Mittel- und Südeuropa heimisch, wo sie auf Wiesen, Hügeln und Wegrändern wächst, bevorzugt auf sonnigen Plätzen. Der Stengel dieser auffälligen Pflanze, die bis zu zwei Meter hoch werden kann, trägt längliche, filzige Blätter, deren Größe nach oben hin kleiner wird. An der Spitze des Stengels zeigen sich im Juli und August die goldgelben Blüten, die eine Ähre bilden. Zu Heilzwecken werden nur die Blüten verwendet, die man gleich nach dem Aufblühen aus dem Kelch zupft.

Die Blüten enthalten hauptsächlich Pflanzenschleim und den Wirkstoff Saponin.

Die Blüten des Wollkrautes werden von den Landleuten fleißig gesammelt. Sie wissen, daß diese zur Winterszeit wirksames Gurgelwasser und noch wirksameren Tee abgeben bei Halsgebrechen, Katarrhen, Verschleimungen der Brust, Atemnot.

Für den Tee überbrüht man zwei Teelöffel der Blüten mit einer Tasse heißem Wasser und läßt den Aufguß etwa zehn Minuten kochen. Der Tee, von dem man täglich zwei Tassen warm trinkt, kann noch mit Honig gesüßt werden.

Ich mische unter die Blüten des Wollkrautes in der Regel noch die der Malve (halb und halb); solcher Tee wirkt auf die Schleimauflösung noch nachhaltiger und kräftiger.

Äußerlich angewendet, nützt man die entzündungshemmende und schmerzlindernde Eigenschaft der Königskerze zur Behandlung von Hautausschlägen, Hämorrhoiden und Juckreiz. Der Wollkraut-Tee dient in diesen Fällen entweder zum Reinigen der Haut oder als Mittel für Umschläge und Kompressen.

Kümmel *(Carum carvi)*
Die allseits bekannte Gewürzpflanze ist in Europa weit verbreitet und wächst zum Teil wild auf Wiesen, wird in vielen Ländern aber auch angebaut. Der kantige Stengel des Kümmels kann 50–80 cm hoch werden. Die gefiederten Blätter bilden Fransen und stehen kreuzartig vom Stengel ab. Im Mai und Juni blühen die weißen oder rosafarbenen Doldenblüten; im August und September zeigen sich die sichelförmigen, gerippten Früchte, die wir vor allem als Gewürz verwenden.

Die Früchte enthalten aromatisch riechende ätherische Öle. Doch die Kümmelsamen dienen nicht nur als Gewürz, sondern sind auch ein vorzügliches Heilmittel. Die Eigenschaften des Kümmels sind denen des Fenchels sehr ähnlich. Er wirkt appetitanregend, verdauungsfördernd, krampflösend und bewirkt die Ausleitung von Gasen. Daher hilft Kümmel bei Blähungen, Koliken, Verdauungsstörungen, Magenkrämpfen. Bekannt ist auch seine Förderung der Milchbildung bei stillenden Müttern.

Für die Verwendung als Tee wird ein Teelöffel Kümmelsamen mit einer Tasse heißem Wasser übergossen, dann läßt man den Absud etwa zehn Minuten ziehen. Anschließend wird der Tee schluckweise warm getrunken.

Lavendel *(Lavendula officinalis)*
Lavendel wächst vor allem in den Mittelmeerländern und wird meist großflächig auf Feldern angebaut. Die Blätter des Lavendels sind lang und schmal; die Blüten sind zu Büscheln angeordnet und haben eine blau-vio-

lette Farbe. Ihre Blütezeit ist von Juli bis September. Für Heilzwecke werden die herrlich duftenden Blüten gesammelt, die ätherisches Öl mit dem wichtigen Bestandteil Linalool enthalten.

Der Lavendel wird hauptsächlich von der Parfüm- und Kosmetikindustrie verwendet. Doch er hat nicht nur einen wunderbaren Duft, sondern das Öl der Blüten ist zudem auch als Heilmittel verwendbar. Das Lavendelöl, Kneipp nannte es auch Spiköl (abgeleitet vom früher gebräuchlichen botanischen Namen Lavendula spica), hat eine krampflösende, antiseptische, verdauungsfördernde und beruhigende Wirkung.

Spiköl oder Lavendelöl ist in jeder Apotheke leicht zu kaufen. Es darf unter den Hausmitteln nicht fehlen.

Täglich zweimal je fünf Tropfen auf Zucker eingenommen, befördert es die Verdauung und macht einen guten Appetit. Wer an Blähungen leidet, an Kopfweh infolge von aufsteigenden Gasen, an Übelkeiten, nehme Spiköl wie oben angegeben. Bei Gemütsleiden habe ich es sehr oft mit bestem Erfolg verwendet.

Sehr zu empfehlen sind auch Bäder mit Lavendelöl. Sie haben eine hautreinigende Wirkung und regen den Blutkreislauf an.

Leinsamen *(Linum usitatissimum)*

Der Lein, dessen Samen fast bekannter als die Pflanze selbst sind, ist in Mittel- und Südeuropa weit verbreitet. Bei uns wächst er kaum noch wild, sondern wird meist angebaut. Der dünne Stengel, aus dessen Fasern der Leinenstoff für Kleidung hergestellt wird, kann bis zu einem Meter hoch werden. An ihm wachsen wechselständig die schmalen Blätter. Aus den blauen Blüten, die von Juni bis August blühen, gehen im August/September die runden Kapseln hervor, die etwa zehn ovale, rötlichbraune Leinsamen enthalten. Als Heilmittel werden nur die Samen der Pflanze verwendet.

Die Leinsamen enthalten das fette Leinöl und viel Pflanzenschleim. Sie finden sowohl innerlich als auch äußerlich Verwendung.

Innerlich angewendet dienen sie zur Darmregulierung und sind eines der einfachsten und wirksamsten Mittel gegen Verstopfung. Hierfür nimmt man 1–2 Teelöffel am besten geschrotete Leinsamen mit einem Glas Wasser ein. Ebenso kann man die Leinsamen auch mit etwas Quark oder Joghurt und etwas Honig mischen, was gleichzeitig auch eine leichte Zwischenmahlzeit ist.

Während chemische Abführmittel, die über einen längeren Zeitraum genommen werden, oft genau das Gegenteil bewirken und eine starke Reizung des Darms herbeiführen können, wirken die Leinsamen ganz natürlich: Durch das enthaltene Öl gewinnt der Stuhl an Volumen und wird weicher. So wird die Ausscheidung erleichtert und die Darmtätigkeit angeregt.

Es ist jedoch darauf hinzuweisen, daß man keine sofortige Wirkung erwarten kann. Die Leinsamen sollten möglichst über mehrere Wochen oder auch Monate eingenommen werden. Da sie vollkommen schadlos sind, werden anfangs dreimal täglich zwei Eßlöffel voll zu jeder Hauptmahlzeit eingenommen, später dann einmal täglich drei Eßlöffel zu einer Mahlzeit.

Leinsamen enthalten zudem eine äußerst geringe Menge an Blausäure. Diese besitzt eine schmerzstillende Eigenschaft und wirkt beruhigend auf die Schleimhäute. Deshalb werden die Leinsamen bei Katarrhen, wie Bronchial- oder auch Magen-Darm-Katarrhen, angewendet.

Äußerlich nutzt man die Leinsamen als Umschläge bzw. Pflaster. Sie wirken kühlend, lösend, schmerzlindernd und heilend und helfen daher bei Entzündungen und Geschwülsten. Für das Pflaster verrührt man die gemahlenen Samen mit heißem Wasser zu einem Brei und legt diesen warm auf.

Ebenfalls für die äußerliche Anwendung geeignet ist das Leinöl, das in der Apotheke erhältlich ist.

Lindenblüten *(Flores tiliae)*

Die Linde, einer der wichtigsten Waldbäume, ist in ganz Europa heimisch. Wir unterscheiden die Sommerlinde (Tilia grandifolia) und die Winterlinde (Tilia parvifolia). Wie der lateinische Name schon sagt, hat die Sommerlinde größere, breite Blätter und die Winterlinde, die etwa 14 Tage später als die Sommerlinde blüht, kleinere. Die Blütezeit ist im Juni und Juli. Die Blüten sind grüngelb und sitzen auf einem langen Stiel. Die zwei Linden-Arten sind sich sehr ähnlich, und beider Blüten werden auch medizinisch verwendet.

Die Lindenblüten sind ein altbekanntes Heilmittel. Sie enthalten neben dem ätherischen Öl u.a. auch Pflanzenschleim.

Fast nur noch ältere Leute der alten Schule sammeln die einst so geliebten Lindenblüten. Sie haben ganz recht und mögen nur treu und konservativ bleiben.

Der Lindenblütentee ist neben dem Holundertee der bekannteste Schwitztee.

Für den Tee übergießt man einen Teelöffel Blüten mit einer Tasse heißem Wasser und läßt ihn einige Minuten ziehen. Der Tee, von dem man 2–3 Tassen pro Tag warm trinkt, kann mit Honig gesüßt werden.

Über das Schwitzen, bei dem der mißhandelte Körper vielmehr ausgepreßt wird, habe ich meine Sonderansichten. Dagegen verwende ich die Blüten sehr gerne für die den Schweiß erzeugenden und das Schwitzen ersetzenden Dämpfe.

Trefflich wirkt solcher Tee bei altem Husten, bei Verschleimungen der Lunge und Luftröhre sowie bei Unterleibsbeschwerden, die ihren Ursprung in der Verschleimung der Nieren haben.

Lungenkraut *(Pulmonaria officinalis)*
Das Lungenkraut, das fast in ganz Nord-, Mittel- und Südosteuropa verbreitet ist, findet man hauptsächlich in Laubwäldern und Gebüschen. Der Stengel der behaarten Pflanze wird 30–50 cm hoch. Die kräftigen Blätter haben eine ovale, spitz zulaufende Form und sind meist unregelmäßig weiß gefleckt. Die Blütezeit ist von März bis Mai. Anfangs haben die Blüten eine rote, später dann eine bläuliche Färbung. Als Heilmittel dienen sowohl die Blätter als auch die Blüten.

Wie der Name schon sagt, findet das Lungenkraut vor allem bei Erkrankungen der Atmungsorgane seine Anwendung, was hauptsächlich auf den schleimhaltigen Bestandteilen der Pflanze beruht.

Als Tee zubereitet, hilft das Lungenkraut bei Husten, Halsentzündung und Heiserkeit. Hierfür werden drei Teelöffel des Krauts mit einer Tasse heißem Wasser übergossen. Der Tee, von dem man pro Tag drei Tassen schluckweise warm trinkt, kann mit Honig gesüßt werden. Statt des Krauts kann man auch das Lungenkraut-Pulver aus der Apotheke für den Tee verwenden.

Malve *(Malva sylvestris)*
Die Malve, die fast überall auf der Erde verbreitet ist, wächst entweder wild an Wegrändern, Zäunen und Hecken oder als Kulturpflanze im Garten. Der Stengel der Pflanze ist behaart und kann bis zu einem Meter hoch werden. Die großflächigen Blätter sind in drei bis fünf dreieckige Lappen eingeteilt und haben einen gezahnten Rand. Von Juni bis September blühen die malvenfarbigen (pinkfarbigen) Blüten, deren fünf keilförmige Kronblätter am Rand deutlich eingebuchtet sind. Für Heilzwecke werden die Blätter und Blüten der Pflanze verwendet.

Die Malve enthält neben Pflanzenschleim auch Gerbstoffe.

Unter den Blumen im Garten dürfen die Malven nicht fehlen. Als der gute Schöpfer ihre uns erfreuende Blüte malte, hat er mit der Farbe in jedes Blättchen einen Tropfen Heilkraft gegossen.

Die Malvenblüten, als Tee bereitet, heilen Halsgebrechen und lösen Verschleimungen auf der Brust.

Für den Malventee übergießt man 2–3 Teelöffel der Malve mit einer Tasse heißem Wasser und läßt den Absud etwa zehn Minuten ziehen. Pro Tag trinkt man schluckweise bis zu drei Tassen des warmen Tees, den man auch mit Honig süßen kann.

Sehr wirksam ist es auch, bei Entzündungen von Mund oder Zahnfleisch den Tee als Gurgelwasser zu verwenden.

Gewöhnlich mischt man die Malvenblüten mit jenen des Wollkrautes.

Zur Verwendung bei Dämpfen, mögen sie zum Einatmen oder insbesondere als Ohrendämpfe dienen, erweist sich die Malve als sehr nützlich.

Mandelöl

Das süße Mandelöl soll unter den Ölen der Hausapotheke einen der ersten Plätze einnehmen. Es wirkt bei verschiedenen Leiden und Gebrechen, innerlichen wie äußerlichen, lindernd, kühlend und lösend.

Bei Verschleimungen in der Luftröhre, im Magen löst es auf und stellt in letzterem Fall den Appetit und die Verdauung wieder her.

Bei Entzündungen, besonders bei der gefürchteten Lungenentzündung, kühlt es. Solche Kranke sollen täglich drei- bis viermal je einen Kaffeelöffel Mandelöl einnehmen.

Äußerlich angewendet dient dieses Öl vorzüglich bei den verschiedenen Ohrenleiden. Bei Ohrensausen, Ohrenreißen, Ohrenkrampf, bei verhärtetem Ohrenfett ist Mandelöl das beste mir bekannte schmerzstillende, eventuell auflösende Mittel. Man gieße 6–8 Tropfen in das leidende Ohr und verstopfe dieses mit Baumwolle.

Wer durch Erkältung, Zugluft, rheumatische Zustände am Gehör gelitten hat, gieße den einen Tag in das Ohr 7–8 Tropfen, den anderen Tag in das andere ebensoviel und verstopfe jedesmal die Öffnung. Nach einigen

Tagen kann man, mit lauwarmem Wasser das innere Ohr ausspülend, nach dem Erfolg forschen. Besser noch ist der Patient daran, welcher sich durch einen Sachverständigen sachte mit einem Ohrenspritzchen behandeln läßt.

Geschwülste mit großen Hitzen (Entzündungen) sollen mit Mandelöl zart eingerieben werden; es lindert den stechenden Schmerz und kühlt die brennende Hitze.

Die sogenannten Schrunden der Landleute, die manchmal recht weh tun, die durch Sitzen, Liegen, Reiten usw. entstandenen Wunden, mögen diese was für immer einen Körperteil peinigen, werden durch Anwendung (gelindes Einreiben) mit süßem Mandelöl vortrefflich behandelt.

Minze siehe Pfefferminze

Mistel *(Viscum album)*

Diese Schmarotzerpflanze, die insbesondere auf alten Bäumen gut gedeiht, ist gleichwohl eine treffliche Heilpflanze.

Die Pflanze ist vor allem im Norden Europas verbreitet. Die Mistel zapft mit ihren Wurzeln die Rinde ihres Wirtes, auf dem sie sich niedergelassen hat, an und saugt teilweise dessen Nährstoffe auf. Dennoch ist die Mistel nur ein Halbschmarotzer, da ihre immergrünen Blätter Chlorophyll (Blattgrün) enthalten, mit dem sie die organische Substanz selbst herstellen kann. An den stark verzweigten Stengeln wachsen ovale Blätter, die sich paarweise gegenüberstehen. Aus den kleinen gelb-grünen Blüten, die im März und April blühen, bilden sich dann die weißen, gummiartigen Beeren. Zu Heilzwecken verwendet man die ganze Pflanze und sammelt sie im Herbst und Winter.

Ihre Heilwirkungen erstrecken sich in erster Linie aufs Blut, und ich kann den Müttern nicht genug ans Herz legen, recht gute Bekanntschaft mit diesem Kraut zu machen.

Die Mistel ist vor allem als blutdrucksenkendes Mittel bekannt.

Tee von Mistel stillt Blutflüsse. Ich könnte eine Reihe von Fällen aufzählen, bei denen eine einzige Tasse zur Stillung genügt hat. Auch bei anderen Störungen im Blutumlauf kann diese Pflanze und ihr durchaus unschädlicher Tee zu Rate gezogen werden.

Für den Misteltee übergießt man zwei Eßlöffel Misteln mit einer Tasse heißem Wasser und läßt den Aufguß am besten über mehrere Stunden hinweg ziehen. Pro Tag trinkt man bis zu drei Tassen davon.

Mit Misteln kann man (zur Hälfte) Zinnkraut mischen; auch Santala, ein rotes Pulver, dient gut zur Beimengung. (Siehe »Santala«, S. 75)

Gute Erfahrungen bei Gelenk- und Gefäßerkrankungen hat man auch mit Injektionen von verdünntem Mistelextrakt gemacht. Diese Spritzen dürfen selbstverständlich nur vom Arzt verabreicht werden.

Nelkenöl

Das Nelkenöl wirkt ähnlich wie das Mandel- und das Salatöl, mit denen es auch häufig vermischt wird.

Als besonders dienlich hat es sich mir erwiesen gegen faule Gase und verdorbene, faule Säfte und Stoffe im Magen.

In der Regel nimmt man das Nelkenöl auf Zucker, täglich ein- bis zweimal je 4–6 Tropfen.

Pfefferminze und Wasserminze

(Mentha piperita und Mentha aquatica)

Die Pfeffer- und Wasserminze sind verwendbar und in ihren Wirkungen wenig verschieden. Der Wasserminze, die stärker wirkt, gebe ich den Vorzug.

Die Pfefferminze, die eine Kreuzung aus mehreren Minzarten zu sein scheint, ist schon seit Jahrhunderten fast überall auf der Erde verbreitet und als bewährtes Heilmittel bekannt. Bei uns wächst sie nicht wild, sondern wird angebaut. Der kantige Stengel der Pflanze wird in der Regel 60–80 cm hoch. Die kurzstieligen, paarweise angeordneten Blätter haben eine ovale, spitz zulaufende Form und sind am Rand scharf gezahnt. Blätter und Stengel können auch oft statt dem dunklen Grün eine leicht violette Farbe haben. Zwischen Juli und September zeigen sich die ährenbildenden violetten Blüten. Als Sammelgut dienen die Blätter der Pfefferminze.

Die Wasserminze, auch Bachminze genannt, wächst in Gräben, Wiesen, Sümpfen und bevorzugt nasse Böden. Auch die Wasserminze hat einen kantigen Stengel, an dem die Blätter paarweise angeordnet wachsen. Die Blätter sind wie bei der Pfefferminze gezahnt, haben jedoch eine behaarte Blattunterseite. Die Blüten bilden Köpfchen und blühen hellviolett an den Enden der Stengel.

Beide Minzarten haben als wesentlichen Bestandteil ätherisches Öl, in dem wiederum das bekannte Menthol enthalten ist. Die zwei Pflanzen haben anregende, verdauungsfördernde, krampflösende und leicht schmerzstillende Eigenschaften.

Die Minze zählt zu den Hauptmitteln, welche den Magen stärken und die Verdauung befördern. Schon der würzige Geruch zeigt an, daß dieses Kräutchen bezüglich seiner Heilkraft einen vornehmen Platz einnehmen müsse.

Wer Minzenkräuter bei heftigem Kopfweh auf die Stirn bindet, wird bald schon ein Nachlassen und eine Beruhigung fühlen.

Praktischer und einfacher in der Handhabung ist hier das Pfefferminzöl, das äußerlich angewendet wird. Damit reibt man bei Kopfweh die Schläfen und die Stirn ein oder tupft es als juckreizstillendes Mittel auf die Haut. (Achtung, nicht in die Augen bringen!) Das Öl ist in der Apotheke erhältlich.

Minzentee, jeden Morgen und jeden Abend eine Tasse, befördert die Verdauung und macht das Aussehen gesund und frisch.

Sehr gute Wirkung zeigt der Tee auch bei Blähungen, Koliken und starkem Aufstoßen. Zudem fördert er auch die Funktion der Gallenblase. Für den Tee überbrüht man zwei Teelöffel Minzblätter mit einer Tasse siedendem Wasser.

Denselben Dienst tut das Pulver, wenn ich täglich ein bis zwei Messerspitzen davon in Speisen oder in Wasser nehme. Durch Krankheit sehr Geschwächte, bei jeder Kleinigkeit vom Herzklopfen Befallene, viel an Übelkeiten und häufigem Erbrechen Leidende sollen den Tee und das Pulver der Minze gebrauchen.

Minzentee, in halb Wasser und halb Wein bereitet mehrere Tage hindurch täglich eine Tasse genommen, nimmt übel und faul riechenden Atem.

Minzenabsud, mit Essig bereitet, von Zeit zu Zeit löffelweise (1–2 Kaffeelöffel) genommen, stillt Blutbrechen.

Minzen, in Milch wie Tee bereitet und warm getrunken, nehmen Unterleibsschmerzen.

Daß doch jede Hausfrau diesen edlen Pflänzchen neben der Raute ein Eckchen im Garten anweisen möchte! Sie lohnen die Mühe allein schon durch den ungemein erfrischenden Wohlduft, den sie bei jeder Berührung freigebigst in unsere Hand legen.

Raute *(Ruto graveolens)*

Die Raute, die auch Garten- oder Weinraute genannt wird, stammt aus den Mittelmeerländern. Bei uns wird sie teilweise in Gärten angebaut, ist aber auch wild wachsend an Mauern oder Hängen zu finden. Die Stengel der Pflanze sind etwa 70 cm hoch und tragen länglich gefiederte Blätter. Die grün-gelben Blüten bilden Rispen und sind löffelartig geformt. Ihre Blütezeit ist im Juni und Juli.

Diese edle, heilkräftige Pflanze ist leider noch allzu wenig bekannt, das heißt in ihren vorzüglichen Wirkungen anerkannt. Die Pflanzen reden zu uns durch ihren Geruch. Wie klar und durchdringend meldet die Raute ihren guten Willen, uns Menschen zu helfen und verschiedenes Leid zu lindern, als wenn jedes der kleinen Blättchen gleichsam ein Zünglein wäre.

Die Raute wirkt, wie und wo immer sie angewendet wird, stärkend und kräftigend.

Hauptwirkstoff der Raute ist das enthaltene ätherische Öl.

Wer nur ein Blättchen kaut, kann diese Wirkung alsbald auf der Zunge verspüren. Dazu erquickt sein Geschmack die ganze Mundhöhle; er tut wohl und hält an wie Weihrauchduft, der ein Haus erfüllt.

Bei Eingenommenheit des Kopfes, bei Schwindel bewährt sich der Tee von Raute vortrefflich; nicht minder bei Atmungsbeschwerden, Herzklopfen und allen Unterleibsbeschwerden (z.B. Krämpfen), die in der Schwäche des Gesamtkörpers oder einzelner Organe ihren Grund haben. Ich empfehle diesen Tee insbesondere allen jenen Personen, die zu den genannten Schwächen, zu Krämpfen, Hysterie usw. Anlage verraten.

Für die Zubereitung des Tees wird ein Teelöffel Rautenblätter mit einer Tasse heißem Wasser übergossen. Täglich sollte man nicht mehr als eine, höchstens zwei Tassen davon trinken, denn die Raute kann giftige Wirkungen zeigen und sollte daher, wenn überhaupt, dann nur sehr vorsichtig angewendet werden. Für Allergiker und Schwangere eignet sie sich nicht.

Wer Raute in Alkohol ansetzt, kann statt des Tees bei den aufgeführten Übeln täglich (höchstens) zweimal 10–12 Tropfen auf Zucker nehmen. Rautenöl wird ebenso genommen. Die Zubereitung geschieht folgendermaßen: Gedörrte Rautenblättchen werden zerquetscht und in ein Glas gebracht. Darauf gießt man feineres Salatöl und stellt das Glas längere Zeit an die Wärme. Später gießt man den Inhalt ab und nimmt ihn, wie angegeben, tropfenweise.

Rosmarin *(Rosmarinus officinalis)*
Rosmarin, der ursprünglich aus den Ländern des Mittelmeerraumes stammt, wächst dort auch heute noch wild. Bei uns wird er als Kulturpflanze angebaut. Der Busch kann eine Höhe von bis zu zwei Metern erreichen. Seine immergrünen Blätter sind schmal, fast nadelartig und haben einen nach unten gerollten Rand. Die Blattoberseite ist grün, die Unterseite hingegen weiß bzw. silbrig. Im April und Mai zeigen sich die kleinen, lippenförmigen Blüten in einer hellblau-violetten Farbe. Zu Heilzwecken werden die aromatisch riechenden Blätter verwendet, die man in der Zeit zwischen Juni und August sammelt.

Der Rosmarin enthält neben Gerb- und Bitterstoffen ätherische Öle mit einer kampferartigen Substanz. Dieser Rosmarin-Kampfer ist vor allem für seine kreislaufanregende Wirkung bekannt. Deshalb wird diese Pflanze besonders bei Kreislauf- oder Nervenschwäche angewendet, aber darüber hinaus auch bei Verdauungsbeschwerden sowie bei Schmerzen in Muskeln und Gelenken.

Ein Sträußchen von Rosmarin darf am Hochzeitstage keinem Gast fehlen. Eine Schande aber wäre es nicht minder, wenn dem Sammler für die Hausapotheke dieses würzige Kraut entginge.

Rosmarin ist ein vorzügliches Magenmittel. Als Tee zubereitet und getrunken, reinigt er den Magen von Verschleimungen, bewirkt guten Appetit und gute Verdauung. Wer gerne das Medizinglas auf seinem Tisch prangen sieht, diesen Tröster in Krankheiten, der fülle ein solches mit Rosmarintee und nehme

morgens und abends je 2–4 Eßlöffel voll. Der Magen wird nicht mehr lange in der Verschleimung steckenbleiben.

Für den Tee überbrüht man einen Teelöffel der Rosmarinblätter mit einer Tasse heißem Wasser. Pro Tag trinkt man 2–3 Tassen davon schluckweise.

Ein vorzügliches Mittel ist dieser Tee auch, wenn er äußerlich als Reinigungsmittel für die Haut oder Kopfhaut verwendet wird. Er erfrischt die Haut, heilt Ausschläge und regt die Durchblutung an.

Rosmarinwein, in kleinen Portionen getrunken, hat sich als treffliches Mittel gegen Herzgebrechen bewährt. Er wirkt beruhigend und bei Wassersucht stark auf Ausscheidung durch den Urin.

Des weiteren ist dieser Wein zur Stärkung von schwachen, alten Leuten bestens geeignet.

Man nehme täglich morgens und abends 3–4 Eßlöffel oder ein kleines Weingläschen von dem angenehmen Trank, an den man sich bald gewöhnen wird. Zur überaus einfachen Zubereitung schneide man eine Handvoll Rosmarin möglichst klein, bringe das Zerschnittene in eine Flasche und gieße diese mit gutem, gelagertem Wein (am besten Weißwein) auf. Nach einem halben Tag schon ist der Abguß als Rosmarinwein verwendbar. Dieselben Blättchen können zu einem neuen Ansatz nochmals verwendet werden.

Gegen Gelenk- oder Muskelbeschwerden hilft das Einreiben mit Rosmarinöl, -alkohol oder -salben. Diese Produkte sind in Apotheken erhältlich. Sehr großer Beliebtheit erfreuen sich auch die belebenden Rosmarinbäder (z.B. Rosmarin-Ölbad) bei Erschöpfungszuständen.

Diese Bäder sollten daher nicht am Abend vor dem Schlafengehen verwendet werden.

Salatöl

Salatöl ist jede Art von Öl, die zu Bereitung der Speisen, besonders des Salates, verwendet wird. Im Handel nennt man es gewöhnlich Tafelöl, Tischöl oder Speiseöl. Die edelste, vorzüglichste dieser Sorten bildet das reine, feine Ölivenöl. Die Art der Anwendung ist dieselbe wie jene des Mandelöls.

Salbei *(Salvia officinalis)*

Salbei, der vor allem im südlichen Europa vorkommt, wächst zwar auch bei uns teilweise wild auf kalkreichen Böden, wird aber meist angebaut. Der vierkantige, filzige Stengel der Pflanze kann bis zu einem Meter hoch werden. Die Blätter, ebenfalls weißlich behaart, haben eine länglich-ovale Form, eine angerauhte Oberfläche und einen leicht gezahnten Rand. Im Juni und Juli zeigen sich die lippenförmigen, violetten oder auch bläulichen Blüten. Für Heilzwecke werden die stark aromatisch riechenden Blätter verwendet, die man im Mai und Juni sammelt.

Wer ein Gärtchen am Hause hat, wird, wenn er es neu anlegt, den Salbeistock nicht vergessen; er ist eine hübsche Zierpflanze.

Doch Salbei (hier ist stets der Gartensalbei gemeint) ist nicht nur eine Zier- oder Gewürzpflanze, sondern hat auch eine vorzügliche, fast kann man sagen umfassende Heilwirkung. Die Pflanze gehört zu Kneipps meistverwendeten Heilkräutern. Sie hat eine stark verdauungsfördernde sowie schweißhemmende Eigenschaft, wirkt anregend auf Leber und Gallenblase und unterstützt die Wundheilung.

Oft habe ich es gesehen, daß Vorübergehende ein Blatt nahmen und damit die schwarzen Zähne rieben. Dieses besagt, daß Salbei reinigende Kraft besitzt. Verschleimungen im Gaumen, Hals und Magen entfernt Tee von Salbei.

Bei Entzündungen im Mund- und Rachenraum sowie bei Beschwerden des Zahnfleischs eignet sich Salbeitee hervorragend als Gurgelwasser. Für den Tee überbrüht man zwei Teelöffel Salbeiblätter mit einer Tasse heißem Wasser. Täglich trinkt man davon 2–3 Tassen.

Alte, eiternde Wunden, mit Absud von Salbei ausgewaschen oder überbunden, heilen sicher und schnell.

Wurde früher der Salbei den schwangeren Frauen für einen guten Geburtsverlauf gegeben, so hilft er auch heute noch bei Beschwerden im Unterleib und während der Wechseljahre (hier schätzt man besonders seine schweißhemmende Wirkung).

Salbei, den man wie Tee in Wasser und Wein absiedet und trinkt, reinigt Leber und Nieren.

Kräftiger sind die genannten Wirkungen, wenn Salbei mit Wermut vermengt (halb und halb) und die Mischung als Tee zubereitet wird.

Pulver dieser Heilpflanze, wie Pfeffer, Zucker oder Zimt auf Speisen gestreut, leistet bei den aufgeführten Leiden dieselben Dienste wie der Tee.

Santala

Santala ist ein rotes Pulver vom Sandelholzbaum,

eigentlich zum Rotfärben dienend; es kann in der Apotheke gekauft werden.

Ich mische dieses ganz harmlose Mittelchen stets mit dem Tee von Misteln, indem ich zu einem Eßlöffel Mistelblätter zwei Messerspitzen Santala nehme und so die Wirkung besagten Tees verstärke.

Schafgarbe *(Achillea millefolium)*

Die Schafgarbe, die zu den Korbblütlern zählt, wächst bei uns überall wild auf Wiesen, Wegrändern, Gräben und Äckern. Diese oft auch als Unkraut verkannte Pflanze ist leicht zu erkennen. Ihre verästelten Stengel werden bis zu 70 cm hoch. Wie der Name »millefolium«, d.h. tausendblättrig, schon besagt, sind die Blätter der Schafgarbe ganz fein eingeschnitten, so daß jedes einzelne Blatt wie ein Blättergespinst aussieht. Zwischen Juni und Oktober blühen die weißen Doldenblüten. Als Heilmittel wird das ganze Kraut verwendet, das man von Juni bis Oktober sammeln kann.

Die Schafgarbe enthält wie die Kamille ein ätherisches Öl von blauer Farbe, das Azulen, sowie Gerb- und Bitterstoffe. Diese Bestandteile haben eine gute Heilwirkung auf den Magen und den Darm. Daher hilft die Pflanze, innerlich angewendet, bei Appetitlosigkeit, Krämpfen in Bauch und Unterleib sowie bei Entzündungen von Magen und Darm. Darüber hinaus regt sie auch die Tätigkeit der Galle und der Leber an.

Für den Schafgarbentee überbrüht man zwei Teelöffel des Krauts mit einer Tasse heißem Wasser. Es sollten nicht mehr als 1–2 Tassen pro Tag davon getrunken werden.

Die Schafgarbe ist schon seit Jahrhunderten als Heilmittel der Frauen bekannt. Sie hilft bei Menstruationsbeschwerden oder bei unregelmäßiger Periode.

Äußerlich angewendet, z.B. zum Reinigen von Wunden, unterstützt der Tee die Heilung und wirkt entzündungshemmend. Gute Erfolge zeigen sich auch bei der Behandlung von Schuppenflechte.

Kneipp weist ferner darauf hin, daß bei allen Erkrankungen, für deren Heilung man Johanniskraut verwendet, die Schafgarbe eine gute Alternative zu diesem ist.

Schlüsselblume *(Primula officinalis)*

Die Schlüsselblume, im Volksmund auch Himmelschlüssel genannt, ist in ganz Europa verbreitet. Man findet dieses Primelgewächs auf Wiesen, an Abhängen und Waldrändern. Der Stengel, an dessen Fuß die Blätter eine Rosette bilden, ist etwa 10–20 cm hoch. Die ovalen Blätter sind auf der Blattoberseite leicht runzelig, die Unterseite ist behaart. Im April und Mai blühen die hübschen gelben, trichterförmigen Blüten. Da die Pflanze unter Naturschutz steht, darf sie nicht ohne behördliche Erlaubnis gesammelt werden. Für Heilzwecke werden sowohl die Wurzeln als auch die Blüten und Blätter verwendet.

Nur die dunkelgelbe Schlüsselblume hat Wert für die Hausapotheke. Schon der Geruch verrät, daß in all diesen Blütenkelchen eine besondere Heilflüssigkeit stecken müsse. Kaut man zwei bis drei dieser gelben Trichterchen, so fühlt man recht gut, welch medizinischen Gehalt sie bergen.

Die Schlüsselblume hat harntreibende und reinigende Eigenschaften. Der Stoff Saponin, der in der Wurzel enthalten ist, wirkt schleimlösend und stillt daher Husten.

Wer Anlage hat zur Gliederkrankheit [z.B. Rheuma, Gicht] **oder schon an diesem Gebrechen leidet, trinke längere Zeit hindurch täglich eine Tasse Schlüsselblumentee. Die heftigen Schmerzen werden sich lösen und allmählich ganz verschwinden.**

Für den Tee werden zwei Teelöffel der Pflanze mit einer Tasse heißem Wasser überbrüht und zehn Minuten lang gekocht. Pro Tag trinkt man etwa 1–2 Tassen davon.

Spitzwegerich *(Plantago lanceolata)*

Die Wegerichgewächse kommen auf der ganzen Welt vor, wo man sie an Wegen, Wiesen und Abhängen findet. Der Spitzwegerich wird etwa 30–50 cm hoch. Am Fuß des kahlen Stengels bilden die länglich-lanzettförmigen Blätter eine Rosette. Die weißen Blütenähren zeigen sich zwischen April und September.

Zu Heilzwecken verwendet man die Blätter des Spitzwegerichs, die neben dem Pflanzenschleim auch Kieselsäure sowie Bitter- und Gerbstoffe enthalten.

Wenn die Landleute sich bei ihren Arbeiten verwunden, so suchen sie rasch Blätter vom Spitzwegerich und ruhen nicht mit Drücken und Kneten, bis das etwas störrische Blatt sich einige Tropfen auswringen läßt. Diese bringen sie entweder direkt in die frische Wunde, oder sie befeuchten damit ein Läppchen, das sie an den wunden Teil bringen.

Verweigert das Blatt seine Heilkraft, läßt es sich bloß mürbe und etwas feucht reiben, so legen die Leute die mürben Blätter selbst auf. Ist dabei Gefahr der Blutvergiftung? Das kennt der Spitzwegerich nicht. Ein solcher Verband ist der erste, aber manchmal der beste Notverband, denn die Heilung solcher Wunden geht rasch vor sich. Wie mit Goldfäden näht der Wegerichsaft den klaffenden Riß zu, und wie sich an Gold nie Rost ansetzt, so flieht den Spitzwegerich jede Fäulnis und faules Fleisch.

Die Wirkung dieser Pflanze nach innen ist nicht minder vorteilhaft. Daß doch Hunderte von Menschen im Frühjahr oder Sommer diese Heilblätter sammeln, zerquetschen, die Säfte auspressen und trinken würden! Zahllose innere Gebrechen, die aus dem unreinen Blut wie Giftpilze hervorschießen, würden nicht eintreten.

Der Spitzwegerich gilt nämlich als ein hervorragendes Mittel zu Blutreinigung und -verbesserung. Darüber hinaus wirkt er harntreibend und ist somit nicht nur gut für Nieren und Blase, sondern entschlackt den ganzen Körper.

Die gedörrten Blätter von Spitzwegerich geben gleichfalls eine prächtige Teepflanze ab gegen innere Verschleimung.

Der Spitzwegerichtee ist daher ideal zur Behandlung von Husten, Heiserkeit, Halsschmerzen und asthmatischen Erkrankungen. Hierfür überbrüht man drei Teelöffel der Blätter mit einer Tasse heißem Wasser. Pro Tag trinkt man etwa drei Tassen warmen Tee, den man je nach Belieben auch mit Honig süßen kann.

Mit gedörrten Spitzwegerichblättern kann zu Tee sehr gut das Lungenkraut (Pulmonaria officinalis) verbunden werden (halb und halb).

In der Apotheke kann man den Tee auch als fertige Mischung bzw. in Pulverform kaufen. Eine praktische Alternative zum Spitzwegerichtee ist auch der gebrauchsfertige Spitzwegerichsaft, der ebenfalls in der Apotheke erhältlich ist.

Sumpfklee siehe Bitterklee

Tausendgüldenkraut *(Erythraea centaurium)*
Das Tausendgüldenkraut, das zur Familie der Enziangewächse gehört, ist fast in ganz Europa verbreitet. Man findet es an Waldrändern und Wiesen, und zwar bevorzugt auf sandigem, feuchtem Boden.

Der Stengel, an dessen Fuß die eiförmigen Blätter eine Rosette bilden, wird etwa 30–40 cm hoch. Die Blätter im oberen Bereich sind kleiner und haben eine eher längliche Form als die unteren.

Im Juli und August blühen die rosa Blüten, die eine Dolde bilden. Zu Heilzwecken wird das ganze Kraut verwendet.

Welch merkwürdige Namen unsere Voreltern manchem Kräutchen beilegten! Sie kannten eben noch deren Wert. Unser Kraut muß bei ihnen in hoher Geltung und Schätzung gestanden sein. Seine Verwendung kündigt schon der sehr bittere Geschmack an, der es begleitet.

Die Pflanze enthält vor allem den Bitterstoff Glykosid, der besondere Wirkung auf die gesamte Tätigkeit des Magens hat.

Tee von Tausendgüldenkraut leitet die Magenwinde aus, verdrängt unbrauchbare und ungesunde Säuren, unterstützt und verbessert die Magensäfte, wirkt vorteilhaft auf Nieren und Leber. Es ist das beste Mittel gegen Sodbrennen.

Zudem fördert die Pflanze den Appetit und regt die Verdauung an.

Für den Tee wird ein Teelöffel des Krauts mit einer Tasse Wasser übergossen. Den Aufguß läßt man 6 bis 10 Stunden lang ziehen und trinkt den Tee dann kalt eine Viertel- oder eine halbe Stunde vor den Hauptmahlzeiten, pro Tag etwa zwei Tassen.

Wer an Störungen im Blut, besonders an Blutmangel, Blutwallungen usw. leidet, suche Rat und Hilfe beim Tausendgüldenkraut.

Äußerlich angewendet hilft das Tausengüldenkraut aufgrund seiner entzündungshemmenden Eigenschaft bei Wunden, Hautausschlägen oder Entzündungen. Bei diesen Erkrankungen verwendet man den Absud der Heilpflanze für Umschläge oder zum Reinigen.

Der Name lautet auf eine hohe Summe; die Hilfe spendet das Kräutchen einem jeden umsonst.

Veilchen *(Viola odorata)*

Das Veilchen ist überall in Europa verbreitet, es wächst an Wegen, Gebüschen und Hecken oder schmückt Beete im Garten.

Aus der kurzen Wurzel der Pflanze wachsen am Boden kriechende Ausläufer. Die Blätter sind herzförmig und haben einen gezahnten Rand. Im März und April zeigen sich die violetten Blüten, die den herrlichen Veilchenduft verströmen.

Das Veilchen kennt jedermann, und wer hat sich nicht an seinem Duft erfreut? Dieses liebliche Frühlingsblümchen soll mit seinem Heilduft auch unsere Hausapotheke erfüllen.

Die Bestandteile der Pflanze sind Pflanzenschleim, ätherisches Öl, Gerbstoffe, entzündungshemmende Salizylsäure sowie der Wirkstoff Saponin.

Wenn zur beginnenden Frühlingszeit infolge des oftmaligen Witterungswechsels die Kinder starken Husten oder Keuchhusten bekommen, koche die besorgte Mutter eine Handvoll grüner oder gedörrter Veilchenblätter (auch die Wurzeln des Blümchens können benutzt, müssen aber vor dem Absieden zerquetscht werden) in einem Viertelliter siedendem Wasser ab und gebe dem Kind nach je zwei bis drei Stunden jedesmal 2–3 Löffel solchen Tees. Erwachsene heilen den alten Keuchhusten, wenn sie den Tee dreimal am Tag (je eine Tasse) nehmen.

Schwindsüchtigen lindert er ebenfalls den Husten und unterstützt die Schleimauflösung. Er dient wie eine Medizin und soll auch so genommen werden, d.h. alle zwei bis drei Stunden 3–5 Eßlöffel.

Der Tee dient ferner bei Kopfweh und großer Hitze im Kopf. Man befeuchte zugleich einen Lappen mit Veilchenblättertee und binde ihn an die Stirn, oder noch besser, man wasche den Kopf, besonders den Hinterkopf, mit dem Absud. Ich kenne Fälle, in denen bald Ruhe und Schlaf eintraten.

Bei geschwollenem Hals ist dieser Tee ein probates Gurgelwasser; man tauche zugleich den anzuwendenden Halswickel statt in gewöhnliches Wasser in den Absud.

Veilchenblätter, zerquetscht und überbunden, kühlen und verteilen erhitzte Geschwülste, in Essig abgekocht dient solcher Absud, wenn man ihn zu Auflagen benutzt, zur Heilung von Fußgicht.

Erfreue dich an dem Wohldufte und dem herrlichen Blau manches schönen Veilchensträußchens! Verwahre aber auch einen kleinen Vorrat des Heilkräutchens in deiner Hausapotheke, daß es dem Kranken dufte noch zu einer Zeit, in der das Frühlingsblümchen längst verblüht ist!

Vogelknöterich *(Polygonum aviculare)*

Es wächst ein Kräutlein ganz unbeachtet gewöhnlich um die Häuser herum, besonders in den Bauerngehöften, auch am Rande der Gassen, das den Namen »Wegtritt« führt. Auch Knöterich wird es genannt, weil an jedem Glied ein kleiner Knoten ist. Man nennt dieses Kräutlein Wegtritt, weil man gewöhnlich auf demselben geht.

Die Pflanze, die von einem Stock viele Ausläufer hat, kann über einen halben Meter lang werden. Die Blätter variieren stark in der Form. Die grün-weißen Blüten zeigen sich von Juli bis Oktober. Für Heilzwecke dient das ganze Kraut, jedoch ohne die Wurzeln.

Hauptwirkstoff der Pflanze ist die enthaltene Kieselsäure, die eine harntreibende Eigenschaft mit sich bringt.

Wie dieses Kraut Nieren- und Blasensteine austreibt, so wirkt es auch reinigend nach innen, wie auf Nieren, so auf Leber, Magen und Brust. Der Wegtritt hat große Wirkung bei Steinleiden, wenn täglich eine oder zwei kleine Tassen Wegtritt-Tee getrunken werden.

Für den Tee wird ein Teelöffel des Krauts mit einer Tasse heißem Wasser übergossen und 10–15 Minuten aufgekocht. Pro Tag trinkt man bis zu drei Tassen davon schluckweise.

Gute Dienste leistet der Vogelknöterich aufgrund seines Gerbstoffgehalts auch bei Durchfall.

Es kann dieses Kräutlein nicht genug empfohlen werden.

Wacholder *(Juniperus communis)*

Der Wacholder ist überall in Europa verbreitet und wächst in Nadelwäldern, auf Heiden und an Berghängen, bevorzugt auf steinigem Boden. Der Strauch, der zur Familie der Zypressengewächse gehört, ist etwa zehn Meter hoch, kann aber vereinzelt sogar die Höhe eines Baumes erreichen. Der stark verzweigte Stamm hat eine rauhe, rotbraune Rinde. Die Blätter, die wie Nadeln aussehen, bilden Quirle. Aus den Blüten entstehen zunächst grüne Beeren, die erst im darauffolgenden Jahr die bekannte blauschwarze Farbe annehmen. Die Blütezeit ist im April und Mai. Zu Heilzwecken dienen hauptsächlich die Beeren, die erst im reifen, d.h. blauschwarzen Zustand gesammelt werden, aber teilweise auch das Holz des Wacholders.

Die Wacholderbeere enthält ätherisches Öl, Bitter- und Gerbstoffe sowie auch Zucker.

Die Wacholderbeere, wer kennt sie nicht? Als Räucherwerk verbreitet sie in Zimmern und Gängen einen angenehmen Geruch und verbessert die Luft.

Wenn es gilt, einen Raum, worin ansteckende Kranke oder Tote lagen, zu desinfizieren, dann lobe ich mir stets

Wacholderdampf. Der räumt mit allen Pilzen, und wie die fliegenden Anstecker und Krankheitserzeuger heißen, gründlich auf.

Ähnliche Wirkung übt der Wacholder im Innern des menschlichen Organismus aus. Die Beere räuchert gleichsam den Mund und den Magen und feit gegen Ansteckung. Wer im Dienste Schwerkranker durch Heben, Tragen, Bedienen, Anhören derselben der Ansteckungsgefahr Tag und Nacht preisgegeben ist, kaue stets einige Wacholderbeeren (6–10 am Tag). Sie bereiten guten Geschmack im Mund und tun gute Dienste bei der Verdauung. Sie verbrennen gleichsam die schädlichen Miasmen, Ausdünstungen usw., wenn diese durch Mund und Nase eindringen wollen.

Solche, die an schwachem Magen leiden, mögen das folgende Verfahren einhalten, gleichsam eine kleine erprobte Kur mit Wacholderbeeren machen:

Den ersten Tag sollen sie mit 4 Beeren beginnen, den zweiten Tag mit 5 Beeren fortfahren, den dritten Tag sollen sie 6, den vierten 7 Beeren kauen und so mit Tagen und Beeren bis auf 12 (Tage) und 15 (Beeren) auf- und dann wieder auf 5 Beeren heruntersteigen, beim Absteigen jeden Tag eine Beere auslassend.

Viele kenne ich, deren gasgefüllter und infolgedessen geschwächter Magen durch diese einfache Beerenkur gelüftet und gestärkt wurde.

Darüber hinaus werden auch Appetit und Verdauung durch die Wacholderbeere angeregt.

Bei Stein-, Grieß-, und Leberleiden haben die Wacholderbeeren seit alten Zeiten einen guten Ruf, ebenso in all jenen Fällen, wo es gilt, faule Gase, wäs-

serige und schleimige Stoffe aus dem Körper zu entfernen.

Die Beere hat eine stark harntreibende Wirkung und beeinflußt den Stoffwechsel. Sie wird daher vor allem bei Gicht, Rheuma und Wassersucht angewendet.

Bei vorhandenem Nierenleiden darf das Heilmittel nur mit Erlaubnis des Arztes verwendet werden, da es durch das ätherische Öl zu Nierenreizung kommen kann. Auch gesunde Personen sollten die Wacholderbeere nie länger als über einen 4–6wöchigen Zeitraum einnehmen. Hält man sich jedoch an die Vorgaben, zeigt die Beere gute Wirkung.

Neben den Beeren benutze ich die jungen Sprossen des Wacholderstrauches zu Tee bei Anfängen der Wassersucht, desgleichen zur Reinigung des Blutes.

Für den Tee übergießt man einen Teelöffel getrockneter und zerquetschter Beeren mit einer Tasse heißem Wasser. Pro Tag trinkt man davon etwa 2–3 Tassen.

Alternativ zum Wacholdertee oder zu den getrockneten Beeren kann man auch Wacholdersirup oder -öl aus der Apotheke verwenden.

Wasserminze siehe Pfefferminze

Wegtritt siehe Vogelknöterich

Wegwarte *(Cichorium intybus)*
Der Wegwart wartet auf den, der ihn in seine Hausapotheke einheimsen will, auf jedem Wege.

Die Pflanze ist überall in Europa verbreitet und wächst an Wegrändern, Hecken, auf Wiesen und Brachland.

Er heißt auch Sonnenwirbel, da seine Blätter sich stets der Sonne zukehren. Wenn man ihn ansieht, den guten Wegwart mit seinem verkümmerten Stengel und den zerzausten Blättchen, so kommt er einem vor wie ein Struwwelpeter unter den Pflanzen.

Der Stengel ist in der Tat stark verästelt. Die Blätter bilden unten eine Rosette, nach oben hin werden sie kleiner und spärlicher.

Nur die blaue Blüte, etwas heller als die Kornblume, bringt ihn wieder etwas in Kredit und Achtung.

Die Blütezeit ist im Juli und August.

Wie das Kraut und die Blüten, so sind auch die Wurzeln zu Heilzwecken dienlich. Man sticht sie am leichtesten bei Regenwetter aus.

Das Aussehen täuscht gar oft; auch beim Wegwart ist es so, denn sein Inneres ist golden.

Die Pflanze enthält unter anderem Bitterstoffe und Insulin und wirkt daher verdauungsfördernd, harntreibend und anregend auf Leber, Galle sowie auf den Stoffwechsel.

Tee von Wegwartkraut hebt Verschleimungen im Magen, nimmt überflüssige Galle, reinigt Leber, Milz und Nieren und führt die kranken Stoffe durch den Urin aus. Man nehme zu diesem Zweck (es kann auch geschehen, um den durch irgendwelche Nahrung usw. verdorbenen Magen wieder instand zu setzen, um die Verdauung zu fördern) während drei bis vier Tagen täglich zwei Tassen, die eine vor dem Frühstück, die andere abends.

Für den Tee überbrüht man einen Teelöffel des Krauts mit einer Tasse heißem Wasser.

Bei Magendrücken, auch bei schmerzlichen Entzündungen am Körper, lege man auf den Magen und auf die schmerzenden Stellen mit heißem Wasser abgebrühte und in ein Tuch gehüllte Wegwart-Kräuter und -Blüten und erneuere diese Auflagen täglich zwei- bis dreimal.

Die Kräuter werden sehr oft in Alkohol angesetzt. Dieser Wegwartsprit behebt das Schwinden, wenn man die schwindenden Glieder täglich ungefähr zweimal gut damit einreibt.

Von der Heilkraft der Wegwarte sagt man nämlich, daß sie eine gute und stärkende Wirkung auf die Knochen und Muskeln hat.

Wermut (Artemisia absinthium)

Wermut, der ursprünglich aus dem Mittelmeergebiet stammt, ist überall in Europa verbreitet und wächst entweder an Wegrändern, auf Ödland und Bergen oder wird teilweise auch angebaut. Der Strauch, der bis zu zwei Meter hoch werden kann, ist stark verzweigt. Die silbrig-weiß behaarten Blätter sind gefiedert und haben eine längliche Form. In der Zeit von Juli bis September zeigen sich kleine, gelbe Blütenköpfchen. Für Heilzwecke wird das ganze Kraut verwendet.

Die Heilkraft des Wermuts ist hauptsächlich auf die beiden Inhaltsstoffe, das ätherische Öl und das Bittermittel, zurückzuführen. So hat die Pflanze verdauungsfördernde, anregende und wurmtreibende Eigenschaften.

Wermut zählt mit zu den bekanntesten Magenmitteln. Er leitet die Magenwinde aus, verbessert und unterstützt die Magensäfte und hilft so guten Appetit und

gute Verdauung bereiten, mag er als Tee oder als Pulver genommen werden.

Für den Tee überbrüht man einen Teelöffel des Krauts mit einer Tasse heißem Wasser. Pro Tag trinkt man davon eine Tasse warm und schluckweise. Von dem Pulver nimmt man eine Messerspitze voll 1/2–1 Stunde vor den Hauptmahlzeiten ein.

Trotz der hervorragenden Heilkraft des Wermuts darf diese Pflanze, die bei einer Überdosierung giftig wirkt, nie über einen längeren Zeitraum verwendet werden. Es kann zu Vergiftungserscheinungen des Nervensystems kommen, angefangen von Kopfweh oder Schwindel bis hin zu Krämpfen, Empfindungs- und Bewußtlosigkeit. Wird der Wermut jedoch richtig, d.h. nicht länger als 2–3 Wochen und in der angegebenen Dosis, angewendet, so hilft er die aufgeführten Erkrankungen zu heilen.

Gegen üblen Geruch aus dem Munde, wenn derselbe vom Magen ausgeht, wirkt Wermut vortrefflich.

Wer an der Leber leidet (Melancholie), der greife statt nach der Prise Tabak einmal oder zweimal am Tage nach dem Döschen mit Wermutpulver und streue den Inhalt der beiden Finger auf den ersten Löffel Suppe oder wie Pfeffer an eine Speise. Die abnehmende Gelbsucht wird bald die Verbesserung der Galle anzeigen, und der Kranke, dem die verfangene faule Luft und die oft noch fauleren Säfte gleichsam den Atem zuschnüren, wird wieder freier aufschnaufen.

Wermut kann auch zu einer Tinktur verwendet werden, die sehr lange hält, ohne zu verderben. Wie ein einziges Körnchen Weihrauch, das auf der Kohle glimmt, ein ganzes Zimmer mit Wohlgeruch erfüllt, so vermag

ein Blättchen Wermut den Inhalt einer ganzen Alkoholflasche mit bitterem Geschmack anzuhauchen – ein Zeichen, wie stark die Tinktur ist und wirkt.

Reisende, die viel von Magenbeschwerden und Übelkeiten geplagt werden, sollten ihr Fläschchen mit Wermut-Tinktur als treuen Begleiter nie vergessen. Hiervon wird ein kleines Gläschen wieder vor den Hauptmahlzeiten eingenommen.

Wermut-Tee hat manchen Augenleidenden auch schon als Augenwasser gute, ja die besten Dienste geleistet.

Kneipp verwendete dieses Augenwasser bei Entzündungen der Bindehaut oder des Lids.

Wollkraut siehe Königskerze

Zinnkraut siehe Ackerschachtelhalm

Zwergholunder siehe Attich

Tee-Rezepte

Kneipp wandte für häufig vorkommende Krankheiten stets bewährte Teemischungen an. Eine kleine Auswahl davon hat er in seinen Büchern aufgeführt.

Auch hier muß darauf hingewiesen werden, daß sich der Tee nur für die Heilung und Linderung leichter Beschwerden eignet. Nicmals kann er einen Besuch beim Arzt ersetzen!

Leberleiden, kranker Magen:
Wacholderbeeren 8–10 Stück (gestoßen), Zinnkraut 3 g, Wermut 2 g

Wassertreibender Tee, z.B. bei Wassersucht:
Attichwurzeln 3 g, Rosmarin 3 g; Zinnkraut 3 g
Oder: Holunderblüten 3 g, Attichwurzeln 3 g, Wacholderbeeren 8–10 Stück (gestoßen)

Verschleimung der Lunge oder Luftwege:
Spitzwegerich 3 g, Huflattich 3 g, Lungenkraut 4 g
Oder: Veilchenblätter 3 g, Johanniskraut 3 g, Brunnenkresse 4 g

Oder: Foenum graecum 3 g, Spitzwegerich 3 g, Fenchel 3 g

Nierenleiden:
Hagebutten 3 g, Haferstroh 7 g

Gutes Magenmittel:
Angelikawurzeln 3 g, Fenchel 2 g, Augentrost 4 g
(Auch Enzian, entweder allein oder mit anderen auf den Magen wirkenden Kräutern, ist gut; jedoch nimmt man nur wenig, höchstens 1 g, denn er ist scharf.)

Tee mit schweisstreibender Wirkung:
Wollkrautblüten 3 g, Holunderblüten 3 g, Lindenblüten 3 g

Verstopfung:
Dornschlehblüten 7 g, Augentrost 3 g
(bei sehr hartnäckigen Verstopfungen kann man auch Aloe in Honig sieden)

Kolikartige Zustände, starke Erkältung:
Pfefferminze 2 g, Wollkraut 4 g, Lindenblüten 3 g

Krampfartige Zustände, Schwindelanfälle:
Fenchel 3 g, Anserine (= Gänsefingerkraut) 3 g, Raute 3 g

Diese wenigen Tee-Rezepte mögen hier angeführt sein, um sich einigermaßen orientieren zu können, in welchen Krankheitsfällen die verschiedenartigen Kräuter als Teesorten zu verwenden sind und welche sich für die Erkrankungen am besten eignen.

Die Ernährungslehre

Wird der Körper durch Bewegung gekräftigt und die Muskulatur gestärkt, so muß er ebenfalls gut ernährt werden. Auch hier zeigt sich wieder, wie eng die Bereiche der Kneipp-Therapie miteinander verknüpft sind und aufeinander aufbauen:

Die nährenden Bestandteile des Blutes sind die eigentlichen Bausteine, aus welchen sich das Gewebe des Körpers aufbaut. Damit aber die Bausteine nicht ausgehen, müssen neue Materialien herbeigeschafft werden in Form der Nahrungsstoffe, die wir zu uns nehmen: Je kräftiger unsere Nahrung, desto besser das Material zum Bau unseres Gesamtorganismus.

Schon damals war es Sebastian Kneipp bewußt, welche große und wichtige Rolle die Ernährung für die Gesundheit des Menschen spielt. Zwar waren zu seiner Zeit noch keine exakten chemischen und biologischen Analysen der Nahrung und ihrer Bestandteile möglich, wie es heutzutage der Fall ist, doch kannte Kneipp den wertvollen Nutzen der einfachen und natürlichen Ernährung. Er sah den Zusammenhang von qualitativ schlechter Nahrung und der Häufung von Krankheiten. Ist die Nahrung jedoch vollwertig, ist der Körper auch leistungsfähiger:

Wie es nun einen großen Unterschied macht, ob man in einem festen, starken Haus oder in einer morschen, baufälligen Hütte wohnt, so ist es auch für den menschlichen Geist etwas ganz anderes, ob der Leib gesund und kräftig oder gebrechlich und schwach ist. Es erscheint daher von großer Wichtigkeit, daß der Körper aus dem besten Material aufgebaut werde. Nur dann ist er fest und ausdauernd, und nur dann fühlt sich der Geist wohl darin.

Die richtige Ernährungsweise

Gerade die Nahrung soll so beschaffen sein, daß sie unserem Körper recht viele brauchbare Stoffe zuführt. Es ist notwendig, daß die Nahrung aus verschiedenen Nahrungsmitteln gemischt ist. Die Einseitigkeit in der Kost liebe ich nicht. Ein und dieselbe Speise tagtäglich genossen wirkt auf den Magen nicht gut. Zu große und langandauernde Einförmigkeit im Genuß von Speisen oder gänzlicher Mangel an Gewürzen raubt den Appetit, bringt Ekel vor dem Essen hervor, ja reizt selbst zum Erbrechen.

Die erste Frage, die wir zu beantworten haben, lautet: Was sollen wir essen und trinken? Heutzutage ist es wirklich schwer, richtig zu wählen, nachdem uns so vielerlei geboten ist. Es wird aber niemandem an Nahrungsmitteln fehlen können, die seinen Leib gesund und stark machen; nur muß er vernünftig genug sein, die guten auszuwählen. Nimmt er andere, so wird seine Kraft nicht lange halten.

Bei mir gilt die Hauptregel: trockene, einfache, kräftige, nicht verkünstelte und durch scharfe Gewürze verdorbene Hausmannskost und als Getränk Wasser.

Maß im Essen

Man lebt nicht, um zu essen und zu trinken, sondern man ißt und trinkt, um zu leben!

Es gibt Leute, die recht viel essen und glauben, wenn der Magen nicht ganz gefüllt wäre, so hätten sie nicht hinlänglich Nahrung genommen. Für die menschliche Natur reicht eine kleine Portion aus, um sie gut zu nähren und in der Kraft zu erhalten, vorausgesetzt, daß diese kleine Portion gut ausgenützt wird. Wenn man aber recht viele Speisen zu sich nimmt, die weder gut verdaut noch gehörig ausgenützt werden, dann hat man einen großen Teil umsonst gegessen. Es kommt daher viel darauf an, daß man die Natur an wenig gewöhnt und daß dieses wenige gut ausgenützt werde.

Mit Recht sagt auch das Sprichwort: Ein Vielfraß wird nicht geboren, sondern nur erzogen. Man kann die Natur an alles gewöhnen und auch so, daß sie gierig nach dem verlangt, was sie umbringt.

Wie oft soll man essen?

Viele glauben, ohne vier- bis fünfmal zu essen könne man nicht bestehen. Am vernünftigsten scheint es mir zu sein, täglich dreimal zu essen: morgens, mittags und abends. Ißt man zu oft, dann bekommt der Magen nie Ruhe. Ist er immer gefüllt, wird er auch beständig ausgedehnt. Er zehrt nie ganz auf, was er enthält. Von der einen Essenszeit bis zur anderen soll im Magen aufgeräumt werden. Man mache es sich also zur Gewohnheit, dreimal täglich zu essen. Das reicht vollständig aus. Recht regelmäßig leben bringt das beste Gedeihen. Je nahrhafter die Kost ist, um so kleiner sei die Portion.

Kneipp merkt jedoch an, daß Personen mit schwachem Magen hier eine Ausnahme sind. Sie sollen öfter essen, da sie bei jeder Mahlzeit nur ganz kleine Portionen genießen dürfen. Größere Mengen kann ihr schwacher Magen nicht bewältigen.

Ernährung der Kinder

Kinder brauchen viele Nährstoffe, wenn das Wachstum Fortschritte machen soll. Aber sie benötigen auch die abwechslungsreichste Kost.

Der Hauptgrundsatz ist: Wähle Milch und Mehlspeisen für die Kinder! Wer den Kindern hitzige, gewürzte und saure Speisen gibt, wird Verdauungsstörungen verursachen. Mit der Fleischkost aber soll ja nicht zu früh angefangen werden, und es sollen überdies die Fleischspeisen stets mit Mehlkost verbunden werden. Auch der Konditor soll dem Kinde nicht bekannt sein; diese Sachen machen nur einen schlechten Magen und faule Zähne.

Von großer Wichtigkeit ist aber auch, daß ihnen eine entsprechende, nicht zu große Portion gegeben wird; denn der Appetit der Kinder ist gewöhnlich recht groß, und wenn sie sich satt essen, haben sie meistens zuviel gegessen.

Die Eltern sollen also große Sorge tragen, daß ihre Kinder eine recht einfache, gesunde und nahrhafte Kost bekommen, und zwar vorherrschend Mehlkost mit Milch.

Kneipp liegt auch nach heutigen Erkenntnissen mit seinen Empfehlungen goldrichtig: Denn schon für Säuglinge, die eine angeborene Milchverträglichkeit haben, ist Milch, zu Anfang die Muttermilch, die ideale Nahrung.

Ein Problem, das Kneipp weitgehend unbekannt gewesen sein dürfte, ist die gewürzte Kinder-/Babynahrung. Die Industrie setzt meist dieser Kost vor allem Salz und Zucker zu, obwohl die Säuglinge gewürzte und ungewürzte Nahrung nicht unterscheiden können. Die Kinder werden so bereits in jungen Jahren an das ungesunde Würzen mit Salz, bzw. Süßen mit Zucker, gewöhnt.

Die Kost der Kranken

Während bei den gesunden Menschen das Bedürfnis zu Nahrungsaufnahme je nach den Umständen von Arbeit und Ruhe, Klima, Alter, Geschlecht oder Gewohnheit abhängt, richtet sich dieses Bedürfnis bei den Kranken nach dem Grad des veränderten Stoffwechsels. Die Art der Zersetzung der Gewebe, die Leistungsfähigkeit der Verdauungsorgane wirken bei dem kranken Menschen entscheidend. Ein mit Fieber behafteter Kranker muß gewiß aufmerksamer behandelt werden als einer ohne Fieber.

So verschiedenartig die Krankheiten sind, so verschiedenartig sind auch die Nahrungsstoffe, welche den Kranken gereicht werden sollen. Die Kost soll bei fieberhaften, akuten Krankheiten so leicht wie nur möglich sein, weil das Verdauungsvermögen mehr oder weniger stark beeinträchtigt ist. Es ist notwendig, daß die Krankenkost dünnflüssig ist; sie darf niemals dick und kompakt sein.

Manche Krankenpfleger oder -pflegerinnen fragen fortwährend, ob der Patient nicht etwas essen wolle; sie

nötigen ihn fast zum Essen und meinen, damit ihre Pflicht getan zu haben. Die Regelmäßigkeit im Essen und Trinken fördert die Verdauung ungemein und ist deshalb sehr zu raten. Besser ist es, wenn der Kranke wenig und öfter als auf einmal zuviel ißt. Bei wohltuendem Schlaf soll man den Patienten der Nahrung halber nicht aufwecken, sondern lieber warten, bis er von selbst erwacht.

Nährmittel

Brot

Das Brot ist wohl das unentbehrlichste Nahrungsmittel und auch das älteste. Die Brotsorten sind gar mannigfach. Ich empfehle immer das Kleienbrot. [Mit Kleienbrot bzw. Kraftbrot meint Kneipp das Vollkornbrot, bei dem das ganze Korn, also auch die Schalen, verwendet werden. In diesem Brot, das mindestens zu 90 % aus Vollkornmehl hergestellt sein muß, sind im Gegensatz zu den Auszugsmehlen die wertvollen Vitalstoffe des vollen Korns noch enthalten. Anmerk. d. Verfs.]

Ein berühmter Arzt klagte mir, daß das Lebensalter der Menschen bedeutend kürzer werde, weil man die Kleie vom Mehl gesondert habe. Die meiste Kraft ist in der Hülse des Korns. Von der Hülse bis zur Mitte nimmt der Nährwert immer mehr ab. Man macht viel Gebrauch von dem Auszugsmehl oder Kunstmehl; man kann aber sagen, es ist das meiste und beste an Kraft und Güte verlorengegangen, und nur ein armseliger Nährstoff ist in diesem feinen Mehl übriggeblieben.

Oft höre ich den Vorwurf, daß das sogenannte Kraftbrot den Darm reize. Doch selbst bei den reizbarsten Gedärmen habe ich niemals Durchfall bemerkt; ich

habe im Gegenteil bei Verstopfung durch den Genuß von Kraftbrot einen täglichen, gleichmäßigen Stuhlgang zuwege gebracht. Ich behaupte sogar, daß die Kraftbrotesser von Verstopfung und Hämorrhoiden verschont bleiben.

Gutes Kraftbrot, aus Weizen hergestellt, hat keine Säure und ist deshalb sehr verträglich. Das Weizenmehl ist auch das vorzüglichste für die Mehlspeisen.

Ziemlich gleich kommt dem Weizen auch der Dinkel, der in kälteren Gegenden leichter gedeiht und an Nährgehalt hinter dem Weizen kaum zurücksteht.

Roggen ist etwas gröber und wird, was den Wert betrifft, kaum von einem anderen Brot aus irgendeiner anderen Getreideart übertroffen, weder an Schmackhaftigkeit noch an Nährstoffen.

Eier

Eier wurden allgemein für recht nahrhaft und gesund gehalten und deshalb Gesunden wie Kranken empfohlen. Ich bin jedoch der Meinung, daß das Urteil über die Eier viel günstiger ist, als sie es in Wahrheit verdienen. Aufgefallen ist mir schon oft, daß manche Leute, die viele Eier gegessen haben, doch so armselig daran waren.

Auch ist es ein Elend mit den unvernünftigen Müttern! Wie oft schon habe ich gesagt: »Eier taugen nicht für Kinder.« Aber da meinen sie, wenn die Herzblättchen nicht alle Tage drei bis vier Henneneier verschlucken, sei alles schon verloren!

Roh oder halbweich gekocht gegessen, mögen die Eier am besten wirken, hartgesotten sind sie schwer verdaulich.

Auch hier liegt Kneipp mit seiner Skepsis gegenüber dem häufigen Verzehr von Eiern richtig. Eier enthalten neben stark säurebildenden Inhaltsstoffen auch viel Cholesterin, das bei häufigem Genuß zu erhöhtem Blutdruck, Arterienverkaltung sowie weiteren Erkrankungen führen kann. Daher sollten auf keinen Fall mehr als 1–2 Eier pro Woche verzehrt werden, zumal sie ja auch in versteckter Form in anderen Nahrungsmitteln wie Kuchen, Nudeln, Keksen, Fertigprodukten usw. enthalten sind.

Fette und Öle

Das Fett nährt wohl, aber es bietet dem Körper keine Stoffe, die ihn ausdauernd machen. Viele Tausende glauben, gerade die Butter sei dem Körper besonders zuträglich. Doch die Butter ist ein recht geringwertiges Nährmittel, und je älter sie wird, desto wertloser wird sie auch. Jeder schätze also die Milch hoch und die Butter recht gering. Ebenso wie die Butter ist auch das Schmalz ein recht armseliges Nährmittel. Wo Fette von Tieren nicht gebräuchlich sind, werden diese durch Öle ersetzt.

Dennoch sind Fette wie Öle notwendig zum Stoffwechsel.

Es besteht auch heute noch kein Zweifel daran, daß Fette ein Grundbaustein der Ernährung sind und in unserem Körper wichtige Aufgaben erfüllen. Das Problem besteht jedoch darin, daß die Menge an Fett, die wir täglich zu uns nehmen, bei weitem ein gesundes Maß überschreitet. Versteckte Fette lauern vor allem in Fleisch, Wurst, Käse, Süßigkeiten usw. Die Folgen einer zu fettreichen Ernährung zeigen sich vor allem in Erkrankungen des Stoffwechsels.

Fleisch

Das Fleisch soll selbst in seinen verschiedenen Arten nicht unsere einzige Nahrung sein. Es ist festgestellt, daß bei denen, die sich hauptsächlich von Fleisch nähren, leichter verschiedene Krankheiten, besonders gern Entzündungen, entstehen und gefährlicher werden können als bei anderen, die vorzugsweise vegetarisch leben. Ebenso bilden sich bei den Fleischessern häufiger Ausschläge.

Zum Fleisch werden auch noch hitzige, scharfe Sachen hinzugenommen, was bei Mehlspeisen nicht notwendig ist. Hinzu kommt noch, daß Gemüse, das man mit den Fleischspeisen genießt, oft in der falschen Art und Weise zubereitet wird. Nur wenig Gemüse wird im ursprünglichen Zustand genossen; meistens wird es 2–3mal umgewandelt durch Sieden, Dünsten oder Braten, ehe es gegessen wird.

Aus dem Gesagten können wir den Schluß ziehen, daß der Genuß von Früchten und Pflanzen vorzuziehen sei und der Fleischgenuß hinter diesem zurückstehe. Da jedoch auch das Fleisch ein gutes Nahrungsmittel ist, so wird man am besten tun, neben vegetarischer Kost zeitweise auch dieses zur Speise zu wählen.

Immer wieder gibt es Diskussionen um die Frage, ob nun eine vegetarische Ernährung gesünder sei als eine mit Fleisch. In diesem Punkt gehen die Meinungen oft weit auseinander. Tatsache ist es jedoch, daß Fleisch kein lebensnotwendiges Nahrungsmittel ist und eine rein vegetarische Kost keine Mangelerscheinungen hervorruft.

Gerade in letzter Zeit ist die Verunsicherung über die Qualität des Fleisches groß geworden. Fälle von BSE oder der Schweinepest sorgen fast täglich für Schlagzeilen. Deshalb wird geraten, beim Einkauf streng auf die Qualität und Herkunft des Fleisches zu achten. Zudem sollte Fleisch nicht öfter als 1–2mal pro Woche auf dem Speiseplan stehen.

Gemüse

Es gibt ja die verschiedenartigsten Gattungen von Gemüse, feinere und gewöhnlichere. Alle Pflanzen, die wir als Gemüse verwenden, haben mannigfaltige Stoffe, von denen unsere Natur so viel an sich zieht, wie sie nötig hat. Wenn auch der weniger Bemittelte sich nicht Trüffel und die feinsten Gemüsearten verschaffen kann, so kann er sich doch auf billige Weise recht nahrhafte Sorten bereiten. Ich zähle zu diesen die Kartoffeln, das Kraut, die Rüben, den Spinat usw.

Vor allem schätze ich das Kraut nicht deshalb, weil es in Deutschland so beliebt ist, sondern weil es wirklich ein gutes Nahrungsmittel ist und man so vielerlei Gerichte daraus machen kann. Natürlich gilt dies nur für die Gesunden; magenkranke Personen vertragen es sehr selten.

Warum empfiehlt man den Blutarmen viel grünes Gemüse, besonders Spinat? Weil es eisenhaltig und deshalb zur Bildung und Vermehrung des Blutes vorteilhaft ist.

Besonders für die Fleischesser ist das Gemüse notwendig, weil Fleisch allein nicht gut längere Zeit genossen

werden kann. Gemüse verliert durch Kochen aber viel an Nährwert, weshalb es ratsam ist, dieses wenn möglich in rohem Zustand zu genießen.

Gemüse ist ein wesentlicher Bestandteil einer gesunden Ernährung. Dabei kommt es vor allem auf Frische und Qualität an. Die Qualität wird bestimmt durch: natürlichen und biologischen Anbau, die richtige Reife des Gemüses, Herkunft, d.h. einheimisches Gemüse ist frischer und nährstoffreicher als importiertes, und die passende Saison. Konserven sind kein Ersatz für Frischgemüse!

Hülsenfrüchte

Nährstoffreich sind auch die Hülsenfrüchte, also Erbsen, Bohnen, Linsen. Möchte sich doch jeder diese Hülsenfrüchte recht häufig zur Speise wählen, da sie zur Erhaltung und Kräftigung der Gesundheit viel mitwirken.

Früher nährten sich die armen Leute besonders im Winter vielfach von Erbsen, und sie hatten ein großes Vertrauen auf diese Hülsenfrucht. Ich fordere daher auf, dieses Nährmittel, das zu den besten gehört, in den Haushalt wieder einzuführen und in der Woche 2–3mal wenigstens eine Portion Erbsen zu gebrauchen.

Hülsenfrüchte haben einen hohen Eiweißanteil. Vorteilhaft ist auch ihre lange Haltbarkeit ohne nennenswerte Einbußen im Nährwertgehalt.

Käse

Aus der Milch wird Käse bereitet. Der Käse enthält gleichfalls viele Nährstoffe, aber diese haben verschiedene Umwandlungen durchgemacht und viele Zusätze,

hauptsächlich Salz, erhalten. Viele können den Käse nicht vertragen, besonders schwächliche und kranke Personen.

Für den Verbraucher ist es wichtig; auf die Qualität des Käses zu achten. Hier gibt es große Unterschiede, die sich auch im Geschmack zeigen. Traditionell hergestellter Rohmilchkäse hat ein wesentlich intensiveres Aroma und aufgrund der hohen Milchqualität mehr Nährstoffe als abgepackte, oft mit vielen Konservierungsstoffen versehene Massenware.

Kartoffeln

Für die menschliche Ernährung haben die Kartoffeln eine so hohe Bedeutung, daß sie geradezu unentbehrlich geworden sind. Doch mußten sie dasselbe Schicksal erleiden wie so manche Kräuter und andere Nährmittel; sie wurden vielfach heruntergesetzt und als Nahrung verworfen. Wer aber ihren Wert erkennt und sich zu Nutzen macht, wird sie gewiß nicht gering achten. Ich bin mit Kartoffeln und Brot aufgezogen worden und war schon mit 18 Jahren ein Mordskerl!

Wo der allgemeine Fleischgenuß nicht ist, verbindet man mit fast allen Mehlspeisen die Erdäpfel. Dem Fleischesser sind sie immer ein willkommenes Gemüse.

Kartoffeln stellen auch heute noch ein Grundnahrungsmittel dar. Völlig zu Unrecht galten sie eine Zeitlang als Dickmacher. Kartoffeln sind ein Kraftspender, sie liefern dem Körper wichtige Nähr- und Vitalstoffe wie Eiweiß, Kohlehydrate, Mineralstoffe und Vitamine. Leider erfahren diese Stoffe durch die verschiedenen Verarbeitungsweisen wie Kochen, Braten und Backen

Verluste. Am geringsten sind die Einbußen der Nährstoffe in der gedämpften Kartoffel, der Pellkartoffel.

Milch

Die Milch ist von der Kindheit bis zum höchsten Alter das erste und beste Nährmittel. Sie enthält zahlreiche Nährstoffe, die für den Menschen notwendig sind, wird überdies leicht verdaut und gut vertragen.

Jetzt möchte vielleicht jemand einwenden, daß es sehr viele Leute gibt, die Milch nicht vertragen können; dem einen widersteht sie, einem anderen verursacht sie Magensäure und Beschwerden. Ich habe schon oft Leuten, denen die Milch große Beschwerden machte, geraten, sie sollten jede Stunde einen Löffel voll nehmen. Auf diese Weise gelang es. Die Natur konnte so viel verwerten, und die Kranken erholten sich dabei auffallend. Bei recht schwächlichen, kranken Leuten ist es sogar gut, die Milch mit Wasser zu verdünnen, ähnlich wie bei ganz kleinen Kindern.

Soll unsere blutarme Generation wieder in einen besseren Zustand kommen, dann muß auch die Milch höher geschätzt und entsprechend gebraucht werden. Die Milch kann in der Küche vielseitig verwendet werden, und wo immer dies geschieht, bringt sie einen Schatz von Nährstoffen mit.

Obst

Unstreitig ist das Obst das angenehmste und älteste Nahrungsmittel des Menschen. Heute noch ist es wegen seines feinen Aromas und der milden organischen Säuren in Verbindung mit sehr wohlschmeckenden

Zuckerarten eine Freude. Der Genuß unreifer Früchte ist freilich verwerflich und gefährlich, da ihre Säuren nicht gesund sind.

Das Obst ist am zuträglichsten und besten im ungekochten Zustand. Daß das Obst besonders bekömmlich ist, beweisen die Kinder, die dafür eine besondere Vorliebe haben.

Aus dem Obst lassen sich viele Gerichte und Präparate machen. Das Obst wird zum Beispiel auch gedörrt und ist in diesem getrockneten Zustand wiederum ganz vorzüglich. Doch man soll es stets nur in kleinen Portionen und diese aber regelmäßig nehmen.

Wird das Obst gekocht, so soll es nur mit Dampf zubereitet werden und vor allem nicht zu viele Gewürze bekommen. Die Einmachfrüchte sind als sehr kühlend bekannt und daher auch Kranken zuträglich.

Sollen die Äpfel und andere Obstarten geschält oder ungeschält genossen werden? Beim Getreide wurde schon angeführt, daß die Haut mancher Früchte den meisten Gehalt hat. Auch beim Obst ist es so. Der Grund mag darin liegen, daß jenes, was am meisten dem Sonnenschein und der Einwirkung der freien Luft ausgesetzt war, am besten ausgebildet ist und daher auch die größte Kraftfülle hat. Deshalb sollte man das Obst, wenn möglich, mit der Schale genießen.

Ebenso wie das Gemüse ist auch das Obst ein wichtiger Bestandteil der gesunden Ernährung. So mannigfaltig die Obstsorten sind, so unterschiedlich ist auch ihr Gehalt an verschiedenen Vitaminen, Mineral- und Faserstoffen. Wiederum spielt die Qualität des Obstes eine große Rolle bei Geschmack und Nährstoffgehalt.

Hier gilt das gleiche, was schon unter dem Stichwort Gemüse gesagt wurde.

Süßigkeiten, Backwerke und Desserts

Einige Worte kann ich mir nicht versagen über die sogenannten feinen Backwerke und Konditorsachen. Der Wert dieser Backwerke ist natürlich sehr groß in den Augen der Liebhaber solcher Sachen. Manches Fräulein spart seinen Appetit noch auf und läßt die eigentliche Mahlzeit vorbeigehen, um beim Dessert tüchtig zugreifen zu können.

Wenn man nun wirklich diese wertlosen Leckereien als Nachtisch gebrauchen will, so sorge man wenigstens dafür, daß man sie nicht als Hauptsache und die Hauptsache als Nebensache betrachte! Eine Mutter, die aus lauter Zärtlichkeit ihren Kindern Süßigkeiten und Konditorsachen gibt, gilt bei mir nichts, und solche Mütter dürfen ja nicht glauben, daß sie ihren Kindern einen Dienst erweisen. Aus pädagogischen Rücksichten mag man hie und da den Kindern eine solche Freude bereiten, um sie folgsamer und aufmerksamer zu machen; zu oft darf es aber nicht geschehen.

Die einen sehen im Zucker einen wertvollen Energiespender, die anderen nennen ihn einen Schadstoff. Doch in der Tat ist der Zucker für den Körper vollkommen wertlos und muß ausschließlich zu den Genußmitteln gerechnet werden. Leider ist er in fast jedem Lebensmittel enthalten. Man findet ihn nicht nur in Schokolade, Bonbons oder Kuchen, sondern auch in Joghurt Getränken, Kondensmilch, Ketchup usw.

Ein Übermaß an Süßem macht nicht nur dick, sondern ist auch Ursache für vielerlei Erkrankungen und zudem extrem schädlich für die Zähne.

Getränke

Das Wasser, wie es uns Gott gegeben, ist das beste Getränk! Die Menschheit war aber von jeher bemüht, sich selbst noch andere Getränke zu verschaffen, und diese hat man dann vielfach dem vom Schöpfer Gebotenen vorgezogen. Durch das, was die Menschen sich bereiten, beabsichtigen sie nicht bloß den Durst zu stillen, sondern sie wollen der Natur auch vorzügliche Nährstoffe durch das Getränk bieten. Ob ihnen dies durch ihre künstlichen Getränke gelingt, wollen wir jetzt sehen.

Zu geistigen Getränken sei folgendes noch angemerkt: Der Alkohol ist der größte Feind der Natur. Die Heiden schon haben ihre Söhne zu Betrunkenen als abschreckende Beispiele geführt!

Genieße nur wenig davon, und gewöhne dich nie so daran, daß du ein Bedürfnis danach fühlst, sonst bist du schon auf dem verderblichen Weg, von dem du nur schwer wieder abzubringen bist. Viel besser aber bist du noch daran, wenn du dich ganz von derartigen Getränken fern hältst, dann bleibt die Natur unverdorben und in gutem Stande.

Bier

Das Bier wird aus Getreide bereitet, in der einen Gegend mehr aus Weizen, in der anderen aus Gerste. Die Gerste erleidet viele Umwandlungen, bis sie endlich durch den Zusatz von Hopfen zu Bier wird. Ebenso ist es mit dem Weizen.

Man schützt so gern vor, daß man bei schwerer Arbeit Bier trinken müsse, damit man die Kraft habe, strengen Anforderungen gewachsen zu sein. Erhält nun das hergestellte Bier wirklich gute Nährstoffe für den Körper? Nein, nicht sehr viele. Der Biertrinker wird allerdings wohlgenährt; es setzt sich Fett bei ihm an, oft nur zuviel, so daß Fettsucht bei ihm eintritt. Das Bier frischt ihn auch auf, aber eine ausdauernde Kraft und somit ein langes Leben kann es ihm nimmer verleihen.

Durch das moderne Gesellschaftsleben hat sich die Sitte, recht viel Bier zu konsumieren, eingeschlichen, und man rühmt sich, möglichst viele Halbe vertilgen zu können! Wie aufgedunsen ist so ein Trinker! Rot und blau ist seine Gesichtsfarbe! Es kann auch gar nicht anders sein: Das Herz soll die Unmasse von Flüssigkeit aus dem Blut wieder fortschaffen, was eine erhöhte Tätigkeit in Anspruch nimmt; auch die Nieren haben mehr Arbeit und werden über Gebühr angestrengt. Denn das Bier ist eben auch ein Reizmittel, weil es Alkohol enthält, wenn auch verdünnt. Daher können auch viele Nieren-, Herz- und Leberleiden und auch andere Gebrechen auf das Biertrinken zurückgeführt werden.

Was die Stillung des Durstes betrifft, so möchte ich behaupten, daß es hier gerade die entgegengesetzte

Wirkung hat. Trotz des vielen Bieres wird der Durst des Trinkers nicht gestillt. Die Ursache ist diese: Im Bier ist Alkohol, der ein kleines Feuer im Inneren des Menschen entzündet und Durst macht.

Dabei ist aber nicht gesagt, daß man gar kein Bier trinken, sondern nur, daß man im Bier nicht sein Heil suchen sollte. Warum soll ein Glas Bier, wenn es erwärmt und die Verdauung unterstützt, verworfen werden? Wenn du übrigens kein Bier trinkst, darfst du ohne Sorge sein; du wirst doch gedeihen, falls du nur deine Nahrung vernünftig wählst. Trinkst du aber Bier, so gehe über ein oder zwei Glas nicht hinaus!

Kaffee

Ein allgemein verbreitetes Getränk ist der Kaffee. Wer den Kaffee einmal liebgewonnen hat, so wird er nicht nur zum Frühstück, sondern auch des Nachmittags geboten. Es gibt sogar Leute, die ihn auch zur Abendmahlzeit verwenden.

Wenn ich so viel Geld hätte, daß ich den Anbau des Kaffees verhindern könnte, ich würde es sofort dafür verwenden. Denn die Kaffeestaude ist eine Giftpflanze, und somit ist auch die Bohne giftig. Beweis hierfür ist, daß aus Kaffeebohnen Gift gewonnen wird, das Coffein, von dem eine ganz kleine Portion ausreicht, um den stärksten Menschen rasch zu töten. Allerdings wird mancher sagen: Ich trinke viele Jahre hindurch Kaffee und fühle keine Nachteile. Ich gebe es zu: Wenn jemand eine gute Natur hat und eine kräftige, gesunde Kost genießt, dann wird ihm freilich der Kaffee nicht viel anhaben können.

Kaffee gehört zu den Reizmitteln und macht, daß man sich recht behaglich und wohl fühlt, solange seine Reizwirkung anhält. Ist diese vorüber, so fühlt man sich wie vorher. Da der Kaffee zu den Reizmitteln gehört, so bringt er auch, wenn er einmal zum Gewohnheitstrank geworden, die heftigsten Aufregungen hervor.

Schnaps

Wenn man dieses nichtsnutzige Getränk anklagen könnte, möchte ich gern dieser Vernichtung beiwohnen, und zwar aus folgenden Gründen: Erstens, weil der Schnaps gar keine Nährstoffe hat, zweitens das ärgste und stärkste Reizmittel ist, drittens durch seinen vielen Alkohol der Natur so unsäglich nachteilig ist, viertens nicht nur den Körper erfaßt und zu zerstören versucht, sondern auch die Geisteskräfte in den erbärmlichsten Zustand versetzt.

Der dauernde Mißbrauch von Alkohol hat bekanntlich schwere Folgen. Alkohol kann von der menschlichen Natur nicht verwertet, muß vielmehr auf verschiedene Weise wieder ausgeleitet werden. Was wird nicht alles in Mitleidenschaft gezogen: Das Zentralnervensystem, das Herz, die Nieren, die Leber, die Arterien, der Magen und der Darmkanal müssen oft schwer darunter leiden.

Die vielerlei Liköre, Gesundheits-Essenzen und wie all dieses Zeug heißt, sind nur heimliche Totengräber, die einem frühzeitig das Grab öffnen!

Tee

Auch der Tee gehört wie der Kaffee zu den aufregenden Genußmitteln, und man warnt vor Mißbrauch. Ich habe genug Beobachtungen angestellt und bin zu dem Resultat gekommen, daß Tee Nervenaufregung bewirkt und dem Körper nur wenige Nährstoffe bietet.

Wein

»Der Wein erfreut des Menschen Herz«, lautet ein Sprichwort, und ich will es auch gelten lassen, obwohl ich keinen Wein trinke oder nur in ganz seltenen Fällen davon nippe.

Der Wein ist unzweifelhaft eine Gabe Gottes und ein natürliches Getränk, soweit es reiner, unverfälschter Wein ist. Er frischt auf, er übt einen wohltuenden Reiz auf den Menschen aus und bewirkt eine heitere und leichtere Stimmung. Mäßig genossen, erwärmt er die Natur und dient deshalb zu guter Verdauung.

Wenn ich jemandem rate, was selten vorkommt, Wein zu trinken, so ist dies nur leichter Wein. Bei erschöpfenden Krankheiten erhält er den Kranken die Kraft und hilft zur Heilung mit. Die gute Wirkung des Weines schlägt aber in das Gegenteil um, wenn man Mißbrauch mit ihm treibt.

Wer seine Rettung im Wein sucht, der geht irre. Wie wenig derselbe ein Bedürfnis für den Menschen ist, zeigt sich an den Bewohnern der Gegenden, wo kein Wein wächst. Ich habe dort viele Leute kennengelernt, die 80 und noch mehr Jahre alt waren und doch in ihrem ganzen Leben nicht einen halben Liter Wein getrunken hatten. Es ist beim Wein wie beim Bier: Wer sich denselben nicht angewöhnt, entbehrt ihn auch nicht.

Ausgewählte Rezepte

Hier sollen einige Rezepte aufgeführt werden, die man in den modernen Kochbüchern in der Regel nicht mehr finden wird. Alle diese Rezepte wurden so im Original von Kneipp übernommen. Sie sind nicht nur schmackhaft, sondern tragen auch zur gesunden Ernährung des Körpers bei.

Besonders die Suppenrezepte empfiehlt Kneipp für Magen- und Fieberkranke sowie für die Genesung kranker Personen.

Brennesseln als Gemüse

Die Brennesseln werden gut gewaschen, im Wasser weichgekocht und mit Zwiebeln fein gewiegt.

Nun stellt man eine »helle Einbrenne«, auch »helle Mehlschwitze« genannt, her, indem man Butter [etwa 30 g] **in einem Topf zergehen läßt, etwas Mehl** [ca.40 g] **hineinschüttet und es hellbraun röstet. In dieser Mehlschwitze wird das Gewiegte gedünstet, mit Fleischbrühe** [ca. 1,5 Liter] **angerührt, gesalzen und gewürzt. Dann läßt man das Ganze gut aufkochen.**

Brunnenkresse-Suppe

Für die Brunnenkresse-Suppe stellt man wieder eine helle Mehlschwitze her (siehe Brennessel-Gemüse).

Die »helle Einbrenne« wird durch Beigabe von Fleischsuppe leicht gebunden und dann auf niedriger Hitze eine Stunde lang gekocht.

Vier bis fünf Hände voll Brunnenkresse werden verlesen, gewaschen und einige Minuten in Salzwasser gekocht. Darauf gießt man sie ab, vermischt sie mit drei bis vier Eigelben und einem Stück Butter und gibt es in die Suppe. Die Suppe wird mit in Butter braun gerösteten Semmelwürfeln serviert.

Kerbelsuppe

Man läßt ein Stück Butter zergehen, gibt einige Löffel Mehl zu einer Einbrenne, füllt so viel Bouillon, als zur Suppe nötig ist, auf und läßt die Suppe bei niedriger Hitze aufschäumen.

Unterdessen hackt man einige Hände voll Kerbel recht fein, röstet ihn mit etwas Butter und gibt die gut abgeschäumte Suppe durch ein feines Sieb darüber. Jetzt quirlt man 4–5 Eigelbe mit einem Viertelliter Rahm klar, gießt sie durch und bindet damit die Suppe.

Die Suppe wird mit in Butter braun gerösteten Semmelwürfeln serviert.

Kleienbrot

Für das Kleienbrot, man könnte es auch allgemein als Weizen-Vollkornbrot bezeichnen, verwendet man Weizenmehl, das mitsamt der Kleie gemahlen ist. Es sei darauf hingewiesen, daß dieses Brot, das keinerlei Gewürze enthält, im Geschmack wahrscheinlich anfangs etwas gewöhnungsbedürftig ist.

Von dem Kleienmehl nimmt man 1, 2, 3 bis 4 Kilo (je nachdem, ob man für wenige oder mehrere Personen zu backen hat) in eine Schüssel und macht mit heißem Wasser einen Teig an, der über Nacht an einem mäßig warmen Ort stehenbleibt. Weder Sauerteig, noch Salz, noch anderes Gewürz darf an den Teig kommen.

Am nächsten Tag formt man aus dem Teig kleinere, länglich runde Laibchen oder Wecken, bringt sie in den wie zum Backen gewöhnlichen Brotes geheizten Backofen [die Temperatur liegt in der Regel bei 200 °C; Anmerk. d. Verfs.] **und läßt sie 1–1 1/2 Stunden in der Hitze.**

Sogleich beim Herausnehmen stößt man das gebackene Brot für 3–4 Sekunden in siedend heißes Wasser, dann kommt es gleich wieder zur Trocknung in den Ofen. Bei dieser Behandlung, so habe ich erfahren, werden der Kleie alle Nährstoffe, insbesondere Zuckerstoffe, ausgezogen.

Das gebackene Brot werde an einem kühlen Ort aufbewahrt und, sollte die Kruste zu hart sein, mit einem feuchten Tuch umwunden.

Ich kenne viele, die mit Vorliebe dieses Brot essen und sagen, daß es bei Magen- und Verdauungsbeschwerden, insbesondere aber bei Hämorrhoiden vorzügliche Dienste leiste.

Andere habe ich gekannt, die das geschmack- und gewürzlose Brot beim ersten Verkosten sonderbar fad fanden, aber später mit fast leidenschaftlicher Vorliebe danach gegriffen haben.

Löwenzahn-Gemüse

Die Blättchen werden gewaschen, von den harten Spitzen befreit, eine Stunde in siedendem Wasser gekocht, dann abgeseiht und sehr fein gewiegt.

Hierauf gibt man etwas Butter mit etwas Salz in einen Topf. Darin wird nun das Gewiegte eine Weile gedämpft, mit Mehl leicht bestäubt, etwas Wasser dazugetan und alles noch eine Viertelstunde gekocht.

Rahmsuppe

Man schneidet 20 Gramm Wecken fein in kochende Fleischbrühe und würzt das Ganze mit Petersilie, Zwiebel, Salz, Pfeffer und Muskatnuß.

Hat die Suppe ungefähr eine halbe Stunde gekocht, so rührt man sie durch ein Sieb und richtet sie mit einem Viertelliter Rahm an, in den ein Eigelb geschlagen wurde.